Dᴿ J.-B. FILIPPI

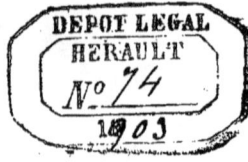

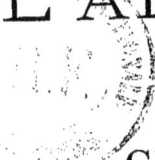

DE

L'ALBUMINURIE

D'ORIGINE INFECTIEUSE

CHEZ L'ENFANT

MONTPELLIER

IMPRIMERIE CENTRALE DU MIDI

(HAMELIN FRÈRES)

—

1902

DE

L'ALBUMINURIE

d'origine infectieuse

CHEZ L'ENFANT

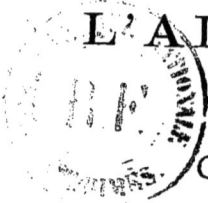

DE
L'ALBUMINURIE

D'ORIGINE INFECTIEUSE

CHEZ L'ENFANT

PAR

Jean-Baptiste FILIPPI

DOCTEUR EN MÉDECINE

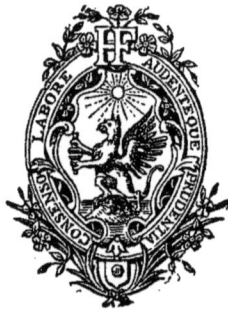

MONTPELLIER

IMPRIMERIE CENTRALE DU MIDI

(HAMELIN FRÈRES)

1902

A LA MÉMOIRE DE MON REGRETTÉ PÈRE

LE DOCTEUR IGNACE FILIPPI

A CELLE DE MON ONCLE

L'AVOCAT FILIPPI

Juge suppléant près le tribunal de Marseille

A LA MÉMOIRE DE MON FRÈRE

SIMON FILIPPI

A CELLE DE MON COUSIN

LE DOCTEUR FRANÇOIS FILIPPI

J.-B. FILIPPI.

A MON GRAND-PÈRE

GUSTAVE GERBOY

Inspecteur d'Académie en retraite

J. - B. FILIPPI.

A MA MERE

A MA FEMME

A MES ENFANTS

A MON FRÈRE

A MON BEAU-PÈRE, LE CAPITAINE DELFINI

A MADAME JEANNE DELFINI

A MES AMIS

J.-B. FILIPPI.

A MON PRÉS'DENT DE THÈSE

MONSIEUR LE PROFESSEUR BEAUMEL

A MES BONS AMIS LES DOCTEURS

GUIBAL, MONNIER, CASTAGNONI, POLI

A MES MAITRES

J.-B. FILIPPI.

AVANT-PROPOS

———

Nous ne saurions quitter la Faculté sans exprimer à nos maîtres notre reconnaissance.

Nous adressons nos plus vifs remerciements à M. le professeur Baumel, qui a été pour nous un maître dévoué et bienveillant. Qu'il veuille bien accepter l'hommage de notre gratitude.

De nos multiples stages dans le service de M. le professeur Carrieu, nous emportons le meilleur souvenir. Nous n'oublierons jamais le zèle et le dévouement qu'il a mis à nous instruire.

Que MM. les professeurs Forgue et Granel veuillent bien accepter nos plus sincères remerciements.

A notre dévoué chef de clinique d'accouchement, M. le docteur Reynès, notre plus vive sympathie.

———

DE

L'ALBUMINURIE

d'origine infectieuse

CHEZ L'ENFANT

INTRODUCTION

Longtemps stagiaire dans le servive de M. le professeur Baumel, il nous a été donné d'observer plusieurs cas d'albuminurie à la clinique des maladies des enfants. Nous avons aussi donné nos soins à deux enfants atteints l'un de paludisme, l'autre de broncho-pneumonie, et qui tous deux ont présenté de l'albumine dans leurs urines. Ces différents faits avaient attiré notre attention, et M. le professeur Baumel nous a montré l'intérêt qu'il y aurait à faire de cette question le sujet de notre thèse inaugurale. Encore faut-il définir exactement les limites de notre sujet.

L'albuminurie chez l'enfant est un symptôme assez fréquent ; si elle passe pour exceptionnelle, c'est parce que la plupart des médecins ne la recherchent que dans les cas où l'existence d'œdème ou d'accès éclamptiques les y invite formellement. Mais lorsque l'on a recherché l'albumine systématiquement dans les urines d'enfants, même réputés bien portants, mais vivant agglomérés comme ceux des hospices d'enfants assistés, on a trouvé une proportion de 6 à 40 albuminuriques pour 100. Leroux a établi, à l'hospice des Enfants assistés, une statistique globale qu'il est bon de rapprocher des chiffres précédents indiqués par Le Gendre : sur 330 sujets, il a constaté la présence de l'albumine dans les urines de 19 d'entre eux, soit dans 5,75 pour 100 des cas ; or ces sujets n'étaient dans la phase aiguë d'aucune affection ; ils étaient sinon bien portants, au moins convalescents, et menaient à l'hospice la même vie que leurs camarades, exposés aux mêmes refroidissements, soumis au même régime pour la nourriture, le travail et les exercices. Les recherches de Furbringer l'ont amené à trouver une proportion sensiblement plus forte, dans des conditions de milieu analogues. Sur 61 enfants de troix à six ans, bien portants au moment de l'examen de l'urine, cet auteur a trouvé 7 fois de l'albuminurie. De ces 7 albuminuriques, 3 étaient des garçons de trois à quatre ans et demi, et 4 des filles de trois à cinq ans et demi. La proportion est donc de 11,47 pour 100. Capitan et Chateaubourg, en se servant du réactif de Tanret, ont trouvé sur des enfants bien portants de l'hospice des Enfants assistés, 38 fois de l'albuminurie sur 92 sujets (Capitan), et 19 fois sur 81 (Chateaubourg). Ainsi, suivant l'observateur et suivant le réactif employé, la proportion des enfants albuminuriques varie de 6 à 80 0|0. Déduction faite des cas où des erreurs ont été produites par des urines muqueuses, il n'en reste pas moins acquis, en ne retenant que les faits indiscutables, que l'albuminurie est un phénomène fréquent chez les enfants de deux à quinze ans considérés comme en bonne santé dans certaines conditions. Mais ces conditions sont-elles celles de la santé ? Il s'agit d'enfants des hospices qui, pour n'avoir eu ni rougeole, ni scarlatine, ni coqueluche, etc., les ayant obligés à s'aliter, n'en sont pas moins dans des conditions d'hygiène ou de prédispositions morbides fort précaires. Une expérience probante devrait porter sur des enfants vivant dans leur famille et dans de bonnes conditions hygiéniques, et Talamon et Lécorché concluent avec raison que « dans ces conditions seulement on pourrait dresser une statistique de quelque valeur, établissant la fréquence de l'albuminurie chez les enfants en bonne santé apparente. »

« Les chiffres obtenus ne sont plus discutables et sont considérablement plus élevés si l'on examine les urines à la période d'état de diverses pyrexies : regardée jadis comme propre à la scarlatine, signalée ensuite dans la fièvre typhoïde, l'albuminurie est devenue de plus en plus fréquente à mesure que se généralisait l'habitude d'examiner les urines au lit du malade. Zimmermann trouve de l'albumine 20 fois chez 20 typhoïsants; Becquerel, Finger, Parkes, 30 fois chez 60 pneumoniques; Begbie, Newbigging, dans tous les cas de scarlatine, etc. Bref l'albuminurie se montre dans les pyrexies un symptôme extrêmement fréquent; c'est bien là l'opinion de Talamon et Lécorché lorsqu'ils écrivent: «Passagère ou intermittente, en proportion minima ou moyenne, jamais l'albuminurie ne fait défaut dans les maladies aiguës fébriles, au moins chez l'adulte. La règle est peut-être moins absolue chez l'enfant ; nous manquons de données suffisantes à cet égard »

Quoi qu'il en soit, la fréquence de l'albuminurie chez l'enfant est chose reconnue et sera de jour en jour plus manifeste à mesure que sera pratiqué de façon systématique l'examen des urines chez tout sujet malade. Par là se trouve mises en évidence l'importance même du sujet que nous avons abordé ; mais aussi la nécessité d'en préciser exactement les limites.

Sinègre, en 1893, a étudié dans sa thèse, inspirée également par M. le professeur Baumel, « les néphrites chroniques primitives ». Il s'agira dans la nôtre de « l'albuminurie d'origine infectieuse ». Ces deux sujets sont connexes, mais ne sauraient être confondus. En effet l'albuminurie se manifeste au cours de pyrexies infectieuses soit dès le début, soit à la période d'état comme complication, soit enfin longtemps après, devenant alors symptômes d'une néphrite chronique. L'albuminurie se présente aussi dans des maladies infectieuses d'allure torpide, chronique, comme la tuberculose ou la syphilis héréditaire, etc. C'est l'albuminurie sous toutes ces formes que nous nous proposons d'étudier, toutes les fois qu'à son origine une infection pourra être invoquée. Nous insisterons alors sur le passage *fréquent* à l'état chronique, sur l'importance des pyrexies dans l'étiologie du mal de Bright; de la sorte, si nous n'abordons pas de front la question si intéressante de l'étiologie des néphrites chroniques, nous contribuerons cependant par nos conclusions à restreindre le cadre du mal de Bright primitif ou a frigore.

C'est depuis la naissance jusqu'à l'âge de quinze ans que nous étudierons l'albuminurie. Dès maintenant nous faisons une place à part, pour l'éliminer, à l'albuminurie chez le nouveau-né, signalée pour la première fois par Virchow et Dorhn comme un fait assez commun : elle s'observerait 38 fois sur 100 dans les accouchements normaux et 43 fois sur 100 dans les accouchements difficiles. Martin et Ruge arrivent à une proportion de 1 pour 17 seulement. L'albumine, rarement abondante, peut s'accompagner de cylindres et de débris épithéliaux dans le sédiment ; elle semble plus abondante le matin que le soir. Cette albuminurie peut durer six à huit jours, puis disparaît. Ultzmann invoque, pour l'expliquer, l'irritation rénale déterminée par les infarctus uratiques si fréquents dans les premiers mois de la vie. Pour Ribbert, l'albuminurie n'est qu'une conséquence de l'état fœtal des glomérules : il y aurait transsudation constante à travers les glomérules par suite du développement encore incomplet de l'épithélium qui doit recouvrir le bouquet vasculaire. Pour Talamon et Lécorché, il faudrait incriminer une perturbation circulatoire d'ordre veineux. « Pendant les premiers jours qui suivent la naissance, l'enfant est sans cesse exposé à quelque congestion veineuse ; la moindre excitation cutanée, la moindre irritation intestinale a pour effet un reflux du sang vers les reins, d'où stase locale et ralentissement du courant sanguin, avec leurs conséquences habituelles sur la nutrition de l'épithélium glomérulaire, lequel s'altère ici d'autant plus rapidement qu'il est encore mal adopté à ses fonctions physiologiques. L'albuminurie sera encore plus rapide et plus abondante, si le trouble circulatoire vient surprendre l'épithélium dans cet état d'évolution inachevée, indiqué par Ribbert. En tous cas, l'albuminurie du nouveau-né n'a rien de physiologique ; elle reconnaît le mécanisme des albuminuries par troubles vasculaires, par stase veineuse, et sa fréquence s'explique par la fréquence même des troubles de la circulation veineuse dans les premiers jours de la vie. »

Notre travail comprendra cinq parties :

Dans le chapitre de *symptomatologie*, nous passerons successivement en revue les différentes maladies infectieuses au cours desquelles l'albuminurie se manifeste chez l'enfant, en les groupant en : maladies aiguës, maladies chroniques, infections locales.

Le second chapitre sera consacré à *l'évolution* ultérieure et au *pronostic* de l'albuminurie, tantôt vouée à une disparition prompte avec la chute de la fièvre, tantôt plus tenace et laissant le rein particulièrement susceptible, tantôt enfin évoluant vers le mal de Bright.

L'*anatomie pathologique* et la *pathogénie,* malgré les différence qu'entraîne l'affection causale, peuvent être envisagées d'un coup d'œil d'ensemble, et c'est à leur propos que la question se posera : Y a-t-il lieu d'admettre une néphrite primitive.

Le *diagnostic* est important ; sans indiquer les moyens si connus et si souvent répétés de recherche de l'albumine dans l'urine, nous insisterons sur la nécessité d'examens systématiquement faits qui permettent de faire un diagnostic précoce. Nous différencierons les albuminuries alimentaires des albuminuries : *a)* d'origine purement fébrile, *b)* dues à une néphrite aiguë, *c)* symptôme d'un mal de Bright.

Enfin le cinquième chapitre sera consacré non seulement au *traitement* actuel de l'albuminurie, mais encore à la nécessité de moyens prophylactiques prévenant une atteinte grave ultérieure du rein.

CHAPITRE PREMIER

SYMPTOMATOLOGIE

I. Albuminurie dans les maladies infectieuses aiguës

A. — SCARLATINE

L'albuminurie de la scarlatine mérite, en premier lieu, une mention spéciale, aussi bien par les nombreux travaux dont elle a été l'objet que par les accidents graves qui en sont la conséquence fréquente.

Nous ne saurions rappeler ici les recherches qu'elle a suscitées ; quelques auteurs sont cependant à nommer qui ont spécialement établi des statistiques de fréquences. Ils sont d'ailleurs loin d'arriver à des résultats concordants. Begbie, Newbigging, n'ont jamais vu manquer l'albuminurie chez les scarlatineux. Alexander, Bel, Clarck, l'ont observée moins souvent, et West prétend ne l'avoir rencontrée que 13 fois sur 46 malades. Nous verrons plus loin, au chapitre du diagnostic, ce qu'il faut penser de semblables divergences, divergences que l'on retrouve d'ailleurs pour les autres maladies. Quant à nous, avec Talamon et Lécorché, nous pensons que bien rares sont les cas où l'albuminurie ne s'observe pas.

3

Nous disons albuminurie et non néphrite ; ces deux termes ne sont point synonymes : « On comprend deux choses absolument différentes, écrivent Talamon et Lécorché, sous le nom d'albuminurie scarlatineuse : 1° l'albuminurie qui apparaît au début ou pendant la période d'éruption ; 2° l'albuminurie de la convalescence. La première seule est une albuminurie fébrile.... la seconde une complication surajoutée à la maladie, et non, comme l'albuminurie primitive, une manifestation régulière commune à tous les processus fébriles. »

Cette distinction est capitale. Nous distinguerons donc :

a) *L'albuminurie transitoire du début* qui apparaît dès les premiers jours, parfois même comme symptôme prémonitoire, et disparaît en général quand la température s'abaisse. Ce phénomène est tellement fréquent, sinon constant, qu'il nous a semblé sans intérêt d'en rapporter des exemples. La discussion de sa pathogénie est intéressante : nous la retrouverons plus loin.

b) *L'albuminurie par néphrite aiguë ou subaiguë.* — Dans la majorité des cas, cette néphrite survient pendant la période de desquamation ou après elle : à la fin de la deuxième semaine, plus souvent pendant la troisième semaine, jamais plus tard, l'enfant sort trop tôt, abandonne prématurément le régime lacté, et la néphrite avec anasarque se produit. Il s'agit là d'une complication. Sur plus de 3,000 cas de scarlatine traités par Ashby à l'hôpital des Enfants de Manchester, la néphrite a été observée dans 6 à 7 pour 100 des cas. Dans certaines épidémies, la néphrite est quelquefois plus fréquente : ainsi, en 1881, 4 néphrites sur 254 cas ; en 1883, 34 sur 215. En général, il y a une période de fièvre après la scarlatine, avant le début de la néphrite. Le début, souvent brusque, se marque par une élévation vespérale de la température, avec frisson ; l'urine est trouble, moins souvent rouge, et laisse au repos un sédiment brunâtre. Dans 149 cas sur 202 de néphrite observés par Ashby, l'urine contenait à la fois du sang et de l'albumine. Il existe en même temps des douleurs des reins et de l'oligurie pouvant aller jusqu'à l'anurie. Parfois on peut observer une légère bouffissure de la face avant l'apparition du sang ou de l'albumine dans l'urine. Enfin, dans les cas de scarlatine où la température reste élevée pendant la deuxième et la troisième semaine à cause de la gravité même de l'attaque ou à cause des complications, le début de la néphrite est moins caractérisé.

Dans des cas plus légers, ni œdème ni oligurie ; mais l'urine est simplement trouble et le thermomètre n'accuse qu'une ou deux élévations de température le soir. En huit ou quinze jours l'urine redevient claire. Ce sont là des formes à début insidieux souvent inaperçues.

Dans les cas de gravité moyenne, après une semaine ou deux de fièvre, œdème, urine trouble, rare.et albumineuse, il se fait une sorte de crise ; on constate de la polyurie et l'œdème disparaît. Est-ce à dire que le rein est revenu entièrement à son état normal ? Non certes, et souvent l'on pourra observer des retours de l'albumine. Celle-ci peut avoir disparu complètement alors que le malade est dans son lit, elle peut réapparaître dès qu'il commence à se lever.

Dans les formes graves, surtout développées dans un cas déjà compliqué, l'élévation de température est forte et continue, l'urine est rare, 100 à 200 cc., l'albumine peut atteindre la moitié de son volume, l'œdème de la face, du tronc, du scrotum et des extrémités est très prononcé et réalise l'anasarque. On observe divers symptômes urémiques : épistaxis, secousses musculaires et convulsions ; il y a quelquefois de l'hypotermie.

Parfois les symptômes urémiques se développent de façon précoce et apparaissent de manière inattendue alors même que l'enfant a émis une quantité notable d'urine dans les vingt-quatre heures. Ces convulsions indiquent un grand danger, mais on peut toujours avoir une crise, même dans les cas les plus désespérés, et tout à coup s'établit une diurèse très abondante. Ou bien la mort survient par anurie.

La myocardite est une des complications les plus dangereuses ; elle se manifeste par une dilatation aiguë du cœur. Le docteur Steffenson, ayant observé six cas bien manifestes à l'hôpital des Enfants malades de Stettin, en trace le tableau suivant : « Cette complication s'annonce par une dyspnée accompagnée de cyanose et atteignant rapidement l'orthop·née. En examinant le cœur, on le trouve dilaté, et cette dilatation peut progresser si rapidement, qu'au bout de vingt-quatre à quarante-huit heures la pointe vient battre près de la ligne axillaire ; son choc est diffus ; la matité s'étend à deux ou trois travers de doigt en dehors de la ligne mamelonnaire. La dilatation frappe d'abord le cœur gauche et peut s'étendre au droit. La quantité d'urines émises diminue, tandis que les œdèmes augmentent. » Cette dilatation aiguë du cœur est très grave, car, nous dit Ashby, un accès de dyspnée subite peut annoncer la fai-blesse du cœur et la mort survient brusquement ; on appelle aussi cet accident : asthme urémique ou œdème pulmonaire. Si l'enfant survit, le cœur ne revient que lentement à ses dimensions normales

Dans les scarlatines malignes, où la température reste élevée pendant la deuxième et la troisième semaine, les reins peuvent devenir le siège d'une inflammation septique, qui relève surtout du streptocoque. Dans ces cas, il y a de l'albumine sans que l'urine soit foncée ; il n'y a pas d'œdème et rarement des symptômes urémiques. Souvent on peut voir des cas mixtes, un rein septique dans des cas d'endocardite maligne.

c) *L'albuminurie durable par néphrite chronique.* — Que va devenir l'albuminurie dans ces différentes formes de néphrite aiguë ou subaiguë, débutant au cours même de la scarlatine à grands fracas ou insidieusement ? Vogel prétend que toute néphrite scarlatineuse qui a duré deux ou trois semaines doit ou guérir ou finir par la mort. Cette opinion est absolument fausse. Aussi voyons-nous M. Rendu, dans sa thèse d'agrégation, faire une place à part à la scarlatine dans l'étiologie des néphrites chroniques. Rayer écrit également : « Dans quelques cas, la maladie ne disparaît pas ; l'hydropisie persiste, l'urine reste albumineuse, et après un temps plus ou moins long la néphrite albumineuse chronique emporte les malades. » West, d'Espine, regardent cette forme chronique comme rare, mais l'admettent également. Bartels cite l'exemple d'une néphrite scarlatineuse qui a duré onze mois : Vignerot et Dluski en publient des cas. Rillet et Barthez la trouvent dans 1/8 des cas.

Steiner et Neureutter l'ont observée 52 fois dans 265 cas de néphrite chez l'enfant (1).

« Voici comment, écrit Sinègre, la maladie évolue dans la majorité des cas. Au cours, mais plus souvent au déclin de la scarlatine, l'enfant devient languissant, fiévreux, agité. La peau est sèche et chaude, la soif considérable, l'appétit se perd. La quantité d'urine diminue, bientôt la face se gonfle ; de la bouffisure se montre autour des paupières, le cœur s'hypertrophie, l'albumine est abondante dans les urines ; au

(1) Th. Sinègre.

bout d'un temps plus ou moins variable, les phénomènes peuvent s'amender et la santé revenir, comme aussi la mort peut arriver par urémie ou urinémie. »

La scarlatine est, en effet, la cause la plus fréquente de ces néphrites chroniques que l'on observe dans le jeune âge.

Ces petits malades, bien soignés au moment de leur séjour à l'hôpital, jouissent ensuite d'une bonne santé jusqu'à ce qu'un refroidissement ou une attaque de bronchite les cloue de nouveau au lit. Ils continuent à vivre ainsi pendant des années, mais avec de l'albuminurie et d'autres symptômes de néphrite chronique : face bouffie et décolorée, exercice impossible, etc. Si cet état dure plus d'un an, il ne faut pas espérer un retour complet à la santé. Nous en observons en ce moment un cas à la clinique des maladies des enfants, et voici un cas type que nous empruntons à Vignerot.

Observation I

(Résumée)

(TH. VIGNEROT)

Scarlatine et néphrite chronique

Louis L..., six ans, entre le 14 avril 1886, pour une scarlatine avec albuminurie.

Six semaines plus tard, il n'existe plus d'albumine. L'enfant sort.

A la fin de juin, perte d'appétit, toux, céphalée.

En juillet, M. Siredey constate de l'anasarque, de l'albumine en abondance et une bronchite généralisée.

Le 16 août, il n'y a plus d'anasarque ; l'albumine persiste. La bronchite est guérie.

En septembre et octobre, il n'existe plus d'albumine.

En mai 1887, embarras gastrique. L'albumine reparaît.

En février 1890, grippe. Réapparition de l'albumine.

Dans certains cas, la maladie est chronique dès le début et les reins contractés sont associés à l'hypertrophie du ventricule gauche et à l'athérome.

Observation II

(Inédite)

(Recueillie par nous-même dans le service de M. le professeur BAUMEL)

Albuminurie chronique consécutive à une scarlatine

A. G..., âgé de sept ans, entré le 11 novembre 1902, pour bouffissure du visage et des paupières.

Antécédents héréditaires. — Nuls.

Antécédents personnels. — Ophtalmie purulente à la naissance. Depuis est maladif et tousse. A eu deux fois la rougeole dans le très jeune âge.

Il y a trois ans, scarlatine. A la suite de cette scarlatine, l'enfant commence à enfler des yeux et du visage. Mais aucune analyse d'urine ne fut faite, et l'enfant, après la guérison, a mangé. Il n'a pas cessé d'être œdématié depuis ce jour. Il y a deux ans, fièvre typhoïde, pendant laquelle une analyse des urines démontra l'existence d'une grande quantité d'albumine. Il est soumis au régime lacté, mais il n'est pas suivi bien strictement et l'état reste stationnaire. Une analyse faite par M. le pharmacien Banal montre l'existence d'une grande quantité d'albumine.

Quantité des urines en 24 heures : abondantes.

Aspect . . . . trouble.

Couleur.	rougeâtre.
Densité.	1027.
Réaction	neutre.
Urée	18 gr.
Albumine	1 gr. 70 par litre.
Glycose	néant.
Acide phosphorique	1 gr. 25 par litre.

L'examen microscopique indique la présence de nombreux globules rouges.

Etat actuel. — 12 novembre 1902. — L'aspect du visage est pâle, bouffi. Pas d'œdème des membres inférieurs. L'enfant tousse. Les bruits du cœur sont faibles, mal frappés. Les urines sont plutôt rares, foncées, et contiennent 1 gramme d'albumine. On soumet le petit malade au régime lacté et on lui donne VI gouttes de teinture de digitale pendant trois jours.

Le 16, même aspect. L'albumine diminue : 0 gr. 90.

Cette observation montre combien il est utile de faire des analyses d'urine dans le cours et à la suite des maladies infectieuses. Voilà un enfant qui, au cours de sa scarlatine, a fait de l'albuminurie, laquelle s'est aggravée et est devenue chronique faute de soins, et par suite de l'ignorance où l'on était de l'existence d'une albuminurie.

Observation III

(ASHBY, *Annales de méd. et de chir. infantiles*, 1er janv. 1902, p. 12)

Un petit garçon ayant eu la scarlatine un mois avant souffrait de la céphalalgie frontale avec une otite ancienne et des convulsions ; on fit d'abord le diagnostic de lésion cérébrale, mais l'examen de l'urine révéla qu'elle avait une faible densité et qu'elle renfermait de l'albumine. Il n'y avait jamais eu aucun œdème. L'enfant mourut de convulsions urémiques après être tombé dans le coma. Les reins pesaient ensemble 3 onces et étaient franchement granuleux ; le cœur hypertrophié pesait 8 onces.

d) L'albuminurie tardive par mal de Bright. — Il ne s'agit plus ici de ces cas où le petit malade a guéri d'une première atteinte de néphrite aiguë ou subaiguë et qui, plus tard, après une période de rémission plus ou moins longue, une période de latence souvent considérable, fait à nouveau de l'albuminurie. Dans les cas que nous allons rapporter, dont un inédit, observé dans le service de M. le professeur Baumel, *rien* n'a attiré l'attention sur les reins au moment de la scarlatine même ; mais plus tard apparaissent des symptômes de mal de Bright que l'on est en droit de rattacher à la scarlatine antérieure.

Y a-t-il lieu de faire une classe à part pour ces cas singuliers ou bien ne se confondent-ils pas avec ceux que nous avons rapportés plus haut ? Pathogéniquement, cette distinction n'a sans doute pas sa raison d'être : reconnue ou non, il y a eu sûrement une atteinte du rein, une néphrite, au moment même où la scarlatine évoluait. Mais cliniquement la séparation que nous avons faite est parfaitement justifiable : cliniquement, on n'a pas déclaré l'albuminurie au cours de la scarlatine; sans doute, un examen méthodique de l'urine l'eût décelée, mais nul symptôme n'a provoqué cet examen. Il y a donc eu latence symptomatique.

Et ces cas sont précisément intéressants parce que ce sont eux qui servent d'intermédiaires entre les cas de néphrite reconnue avec mal de Bright ultérieur, et les cas de néphrite chronique dite a frigore ; ils servent de pont entre ces deux catégories de fait et permettent de faire passer nombre de néphrytes dites a frigore dans le camp des néphrites secondaires. Nous signalerons à nouveau l'intérêt de cette question lorsqu'au chapitre de l'évolution nous envisagerons d'un coup d'œil d'ensemble le rôle de toutes les pyrexies infectieuses dans l'étiologie du mal de Bright.

Les observations que nous rapportons sont les suivantes :

Observation IV

(Inédite)

(Recueillie dans le service de M. le professeur BAUMEL
par M. MOREAU, interne du service.)

Rougeole. — Varicelle. — Scarlatine. — Albuminurie tardive

C... (Augustine), âgée de douze ans, entre le 14 février 1902 à la clinique des maladies des enfants.

Antécédents héréditaires. — Père assez bien portant. Mère atteinte de bronchite chronique à répétition tous les hivers ; mais on ne peut pas dire qu'elle soit tuberculeuse ; deux de ses enfants sont morts en bas âge.

Antécédents personnels. — Dans sa première enfance, coqueluche, rougeole, varicelle. *Il y a six ans, scarlatine.* A présenté également des convulsions de cause inconnue. Depuis assez longtemps, la malade accusait des fourmillements dans les doigts et se plaignait au moindre froid.

Maladie actuelle. — Il y a trois semaines, à la suite d'un refroidissement, l'enfant s'est plainte d'un grand mal de tête avec lassitude extrême dans les jambes et dans les reins. Courbature générale qui l'a forcée de s'aliter. — Troubles digestifs : anorexie, nausées, sans vomissements, ni constipation, ni diarrhée. Agitation. Fièvre. Sueurs abondantes durant la nuit.

Depuis, la fièvre a disparu, l'appétit est revenu, l'enfant repose parfaitement toutes les nuits ; mais il lui est resté dans les membres inférieurs une grande lassitude qui l'empêche de se livrer à toute marche un peu longue, à toute course et qui occasionne son entrée à l'hôpital. En outre, elle se plaint d'essoufflements très faciles, à la moindre marche, de palpitations. D'autre part, la mère nous fait remarquer qu'en ces trois semaines, l'enfant a beaucoup maigri.

Etat actuel. — 14 février.

Appareil respiratoire. — Un peu de tout, surtout le matin ; expectoration peu abondante. Submatité légère en arrière et à gauche. Quelques râles sous-crépitants fins en cet endroit. En tous les autres points la respiration est normale.

Appareil circulatoire. — Palpitations et essoufflements faciles. Le cœur présente une zone de matité légèrement élargie ; la pointe est un peu abaissée. Le choc est intense et les battements assez précipités.

P. : 90. Le premier bruit est net et bien frappé. A la base il semble que le premier bruit systolique est retentissant. Aucun souffle au niveau des vaisseaux du cou.

Appareil digestif. — Rien d'anormal. Appétit très bien conservé ; langue bonne ; digestions faciles ; ni constipation, ni diarrhée.

Les lèvres et gencives sont normalement colorées ; les incisives, canines et petites molaires sont en bon état ; mais les premières et les deuxièmes grosses molaires inférieures et supérieures apparaissent cariées et en majeure partie détruites. Donc mastication imparfaite.

Urines. — On trouve : *Albumine : 2 grammes par litre.*
T. : 37°5, le soir.

On pense à une néphrite légère consécutive à une des maladies infectieuses : scarlatine et rougeole.

19 février. — On institue le régime lacté absolu.

21. — Albumine : 1 gramme.

23. — Pendant l'intervalle, l'enfant a mangé en cachette. Albumine : 2 gr. 50.

24. — L'enfant a été très surveillée comme alimentation; aussi l'examen des urines ne révèle plus que des traces pour ainsi dire indosables.

28. — A la suite d'un nouvel écart de régime on note : Albumine : 5 grammes, alors que la quantité d'urine s'abaisse à Q : 600 grammes.

1-7 mars. — Traces d'albumine.

10. — La malade interrompt le régime lacté, Albumine : 5 grammes.

11. — Traces d'albumine.

Avril. — Amélioration considérable par le régime lacté absolu.

Le rapport entre les quantités d'urine émise et de l'albumine montre bien la discordance, l'antiparallélisme noté si souvent : la quantité d'albumine s'accroît en même temps que la quantité d'urine émise décroît.

Observation V

(Résumée)

(Talamon et Lécorché. — *Loc. cit.*, p. 714)

Scarlatine à l'âge de six ans. — Atrophie rénale progressive et hypertrophie du cœur ; premiers symptômes brightiques à l'âge de trente ans.

H. ., trente-deux ans, scarlatine à six ans : ne se rappelle pas si elle a été grave Trochantérite à quatorze ans. Pas d'autres maladies. Rien dans les antécédents héréditaires.

Jusqu'à trente ans, aucun trouble morbide. Depuis dix-huit mois, céphalées, oppression, crachements de sang, œdème des jambes. Amaigrissement de 10 kilogrammes. Inappétence et embarras gastrique à plusieurs reprises.

Urines toujours claires, sans polyurie nocturne. Depuis six mois, depuis une crise cardiaque, pollakiurie nocturne. Il y a trois mois, albumine dans les urines.

Etat actuel. — Teint terreux. Oppression continue, parole entrecoupée, œdème jusqu'au haut des cuisses, surtout à droite où le membre inférieur est double de l'autre. Pouls faible, imperceptible. Artères radiales et temporales tortueuses et indurées. Cœur énorme, sans arythmie, pas de souffle. Bruit de galop au niveau du mamelon.

Urines : 1 litre en vingt-quatre heures, jaune pâle, limpides, sans dépôt. Albumine : 13 gr. 50.

Ventouses scarifiées dans les régions rénale et précordiale. Drastiques. Digitale.

Emmené dans sa famille.

A côté des cas où l'albumine est liée à la néphrite, il est bon de signaler l'existence possible d'une néphrite *sans albuminurie,* l'albumine faisant défaut non pendant une période de rémission, mais en pleine poussée.

Observation V
(Résumée)

(Roberts, *On urinary diseases*, p. 356, et Talamomt et lécorché,
loc. cit. p. 611)

Mal de Bright d'origine scarlatineuse, sans albuminurie

Un enfant de huit ans fut admis à l'hôpital avec une anasarque générale; il avait eu la scarlatine quatre mois aupara-
vant ; l'œdème avait débuté pendant la convalescence vers
la troisième semaine. L'urine ne contenait pas trace d'albumine ; elle était rare et fortement colorée ; on n'y trouva ni
cylindres, ni éléments épithéliaux. L'urine fut examinée à
bien des reprises jusqu'au moment de la mort, qui arriva un
mois après ; jamais à aucun moment elle ne fut albumineuse.
A l'autopsie, les reins montraient les lésions et l'aspect typi-
que du gros rein blanc mou : « Il n'y avait pas, ajoute
Roberts, de renseignement sur l'état de l'urine au moment
où l'anasarque débuta ; mais, pendant les quatre semaines
qui précédèrent la mort, l'absence de l'albuminurie est cer-
taine, quoique, d'après les symptômes généraux et l'aspect
des reins après la mort, l'existence d'un mal de Bright fût
évidente. »

Observation VI
(Résumée)

(Henoch, Berlin. klin. Woch., 1873, p. 450 et Talamon et Lécorché,
loc. cit., p. 611.)

Néphrite scarlatineuse sans albuminurie

Chez un enfant de douze ans, atteint de néphrite scarlatineuse constatée à l'autopsie, l'urine ne contient de l'albumine qu'après l'apparition des phénomènes éclamptiques qui

précédèrent de deux jours la mort. Il est vrai que, dans ce cas, l'œdème ne datait que de quelques jours.

B. — ROUGEOLE

La fréquence de l'albuminurie au cours de la rougeole est très variable selon les auteurs et, semble-t-il aussi, suivant les épidémies.

L'anurie, l'albuminurie, avec hydropisie et phénomènes urémiques, ont été signalées par Rayer, Sanné, Monod, Wagner, à la suite de la rougeole ; à peine marquée dans certains cas et associée à la présence de cellules épithéliales, l'albumine ne manque jamais dans d'autres (épidémie de Leith). Elle débute avec l'éruption, disparaît ou non, et réapparaît à la desquamation.

Hénoch, Martin, considèrent la néphrite rubéolique comme très rare ; Baginski, d'Espine et Picot, estiment au contraire que la rougeole est la maladie qui, après la scarlatine, donne le plus fréquemment lieu à la néphrite. M. Gaucher, dans sa thèse d'agrégation, admet son passage à l'état chronique. Talamon et Lécorché estiment que « la néphrite brightique rubéolique doit être positivement tenue pour exceptionnelle, sauf peut-être dans certaines épidémies. »

Nous rapportons ici deux cas probants, dont l'un fut observé dans le service même de M. le professeur Baumel.

Observation VII
(Résumée)
(SINÈGRE, Th. Montpellier, 1893, obs. IV)
Néphrite chronique consécutive à la rougeole

Henri R., huit ans, entre le 13 novembre 1891 dans le service de M. le professeur Baumel.

Faux croup à deux ans et demi. Rougeole à sept ans. Depuis, mauvaise santé. S'applique un vésicatoire trouvé dans des ordures ; la poitrine s'enfle, les membres également. Céphalée. Palpitations. Dilatation du cœur. Souffle au premier temps à la pointe. Matité et expiration prolongée au sommet droit. Foie un peu gros.

On donne du sirop de digitale.

Mais le malade urine peu et son urine contient 2 gr. d'albumine par litre. Au moment, régime lacté absolu.

L'état s'améliore, mais l'enfant mange un biscuit, l'albumine remonte aussitôt à 4 gr. 20 et les urines descendent à 450 grammes.

Les parents l'emmènent un peu amélioré.

Le 4 février, l'enfant revient avec les mêmes phénomènes : céphalée, œdème généralisé ; en plus, ascite. U. = 550 gr., Alb. = 4 grammes.

On prescrit du lait et du sirop de digitale.

Le 8 février, œdème pulmonaire. U. = 250., Alb. = 3 gr. 50. Potion de convallaria.

Depuis, l'état va en s'améliorant de plus en plus, l'urine augmentant à mesure que l'albumine décroît.

Le 7 avril, les parents le retirent. Urine = 1.800 gr., Albumine = traces.

Le 26 juin, revient. U. = 400 gr. Alb. = 2,25. Œdème, souffle, hypertrophie du cœur. Traitement : régime lacté, sirop de digitale.

A nouveau, l'urine augmente et atteint 2.600 gr., l'albumine n'existe plus qu'à l'état de traces et le malade sort le 25 juillet avec un peu d'ascite et un léger œdème.

Observation VIII

(Résumée)

(Dluski, *in* th. Paris, et *in* th. Sinègre, obs. II)

Néphrite consécutive à une rougeole

A. E., quatorze ans, entre dans le service de M. le professeur Grancher.

A eu la rougeole à neuf ans; trois ans après, albuminurie avec anasarque. Guérison par le régime lacté.

Actuellement, œlème de la face, des membres, des bourses ; douleurs rénales.

Premier bruit du cœur dédoublé. Albumine = 14 grammes par litre.

En outre, lymphangite de la fesse droite, de l'abdomen et des bourses.

Traitement : Régime lacté. Compresses boriquées.

Dix jours après, albumine = 7 grammes. La lymphangite est en voie de guérison.

Pendant les jours suivants, l'albumine descend lentement et atteint 3 grammes au bout de deux semaines.

Un mois et demi après, otite et mastoïdite. La température monte à 39°2, l'albumine atteint 5 grammes en même temps que la quantité d'urine diminue. La face est bouffie; l'œdème va en augmentant ; l'anasarque apparaît et la température persiste. L'albumine atteint la proportion de 12 grammes.

Enfin, deux mois et demi après l'entrée à l'hôpital, convulsions. T.: 41°. Mort.

Cette observation nous montre le cas d'une néphrite consécutive à une rougeole, latente pendant plusieurs années et réveillée par la lymphangite et puis par l'otite.

5

C. — Variole

Aucune étude spéciale de l'albuminurie variolique n'a été faite pour l'enfant, et Arnaud, dans sa thèse de Paris 1887, reconnaît avoir cherché en vain des observations se rapportant à l'enfant. Il insiste, à la suite de Talamon et Lécorché, sur la distinction entre l'albuminurie fébrile et l'albuminurie survenant à la période de dessiccation, symptôme de néphrite, véritable complication. La première serait presque constante, la seconde est d'une fréquence très variable selon les auteurs : Bartels n'a pas vu une seule néphrite sur 300 cas de variole, Trousseau la regarde comme aussi fréquente que dans la scarlatine.

Son début ne serait pas moins variable. Grübler et Lécorché l'ont vu débuter généralement à la période de suppuration, Trousseau dans les deux ou trois jours de l'éruption, Couillault à la période de dessiccation.

Arnaud signale une particularité intéressante : tandis que dans la néphrite scarlatineuse, l'anasarque se produit d'une manière soudaine et envahit en même temps tout le corps dans la néphrite varioleuse, au contraire, l'œdème est progressif et n'envahit que lentement et successivement les malléoles, les jambes, les cuisses, le scrotum et la partie inférieure du tronc qu'il dépasse rarement ; la bouffissure du visage ne s'observerait que dans la moitié des cas.

Généralement passagère, cette néphrite peut aussi passer à l'état chronique : sur 20 cas, Gemmel a noté 3 guérisons, 4 morts et 13 passages à l'état chronique. Widerhofer indique 3 cas de mal de Bright sur 46 comme dus à la variole. Barthélémy en a rapporté un cas à la période de dessiccation d'une variole très cohérente. Scheby-Buch dit que les symptômes de néphrite aiguë et d'urémie peuvent se produire à la période de convalescence et amener la mort.

Toutes ces données, rappelons-le, sont relatives à l'adulte et permettent seulement d'avoir des présomptions pour ce qui s'observerait chez l'enfant. Les sujets d'observation et, partant, l'intérêt va diminuant chaque jour à mesure que la variole se fait plus exceptionnelle.

D. — Varicelle

Nous n'avons pas trouvé de cas où l'albuminurie fébrile du début avait été signalée ; mais la règle générale de Talamon et Lécorché s'applique sans doute ici comme dans les autres pyrexies infectieuses.

Par contre, l'existence de la néphrite est bien reconnue.

Hénoch a rapporté 4 cas d'albuminurie consécutive à la varicelle chez des enfants de 2 à 10 ans. M. Rachel a cité un cas de néphrite varicelleuse chez un enfant de 6 mois. M. Legendre écrit : « Il faut connaître l'existence d'une néphrite parenchymateuse aiguë dont 9 cas au moins ont été publiés depuis 1884 par Hoffmann, Soudeikine Hogges et Hénoch ; la néphrite varicelleuse s'est montrée du 5e au 21e jour, débutant par de l'hématurie, ischurie, albuminurie, des cylindres épithéliaux dans les urines, produisant l'anasarque et, dans deux cas, la mort par œdème pulmonaire ou par urémie. »

Unger a également examiné, depuis 1884, les urines de tous les enfants atteints de varicelle. Dans 7 cas, il a vu survenir une néphrite comme complication. Le plus souvent, l'affection rénale a fait son apparition du 6e au 12e jour après la guérison des dernières vésicules. L'examen des urines avait toujours été pratiqué dès la période d'état des éruptions cutanées et continué encore quinze à dix-huit jours après la desquamation.

E. Diphtérie

L'albuminurie a été pour la première fois signalée dans la diphtérie par Wade (de Birmingham) en 1857. Empis et Bouchut la rencontrèrent dans les deux tiers des cas, Germain Sée dans la moitié, Sanné la trouve 224 fois sur 410 et fit remarquer, chose intéressante, que ce chiffre doit être inférieur à la vérité, attendu que l'albuminurie était souvent passagère et qu'un examen journalier, répété jusque dans le le début de la maladie, était indispensable pour n'en laisser échapper aucune manifestation.

Talamon et Lécorché distinguent ici encore l'albuminurie fébrile, constante, et l'albuminurie secondaire, parfois consécutive à l'autre, mais signe de complication.

Barbier, en 1888, a fait une étude complète de la valeur séméiologique de l'albuminurie diphtérique; il arrive aux conclusions suivantes, concordantes sur beaucoup de points avec les affirmations de Cadet de Gassicourt dans son traité paru à la même date.

L'albuminurie se montre dans plus des deux tiers des cas, 78 pour 100; elle est plus fréquente dans les diphtéries avec croup que dans les diphtéries avec angine seule. Elle se montre surtout du troisième au cinquième jour, quelquefois au deuxième, quelquefois jusqu'au quinzième, alors que l'angine semble guérie ou qu'une nouvelle poussée de fausses membranes se produit. Variant comme quantité de quelques centigrammes à 12 grammes par litre et plus, elle est très variable chez le même sujet; peu abondante, elle accompagne en majorité les diphtéries bénignes : au contraire, abondante, elle accompagne les diphtéries graves, à fausses membranes récidivantes. Elle augmente souvent avec brusquerie à l'approche de la mort.

L'aspect clinique est très variable, et, sur 131 observations, Barbier distingue :

1° Des albuminuries légères et passagères ;
— et permanentes, durant plus de deux jours ;
— et intermittentes.

2° Des albuminuries abondantes.

3° Des albuminuries variables, terminales, à accroissement par saut ;
— croissantes et décroissantes.

La durée est variable, et en rapport assez exact avec l'abondance.

Le pronostic est sombre lorsqu'elle persiste abondante ; elle peut servir à établir le pronostic de la diphtérie, en tenant compte de la gravité relative des autres localisations de l'infection.

Barbier dit aussi : « La présence de l'albuminurie peut servir à fixer le diagnostic dans les cas douteux d'angine avec exsudats. Elle disparaît sans laisser de suite. »

Il est bon d'opposer à cette opinion celle de Talamon et Lécorché.

« On a cherché, disent-ils, à faire de la présence de l'albuminurie dans l'urine un caractère pronostic ou diagnostic de l'angine diphtérique. L'albuminurie la plus abondante n'empêche pas la diphtérie de guérir, et, d'autre part, non seulement l'angine couenneuse simple, l'angine herpétique, mais l'amygdalite aiguë et la simple angine rhumatismale ou catharrale, dite a frigore, déterminent aussi constamment l'albuminurie que l'angine de la diphtérie..... Que l'on recherche l'albuminurie dans tous ces cas, avec le même soin que dans la diphtérie et on la trouvera aussi constante. »

Enfin ces auteurs citent une observation de néphrite chronique consécutive à la diphtérie; ils abondent; la thèse de Barbier seule, en contient 99, mais nous donnons ici l'observation de néphrite chronique.

Observation IX

(Résumée)

(TALAMON et LÉCORCHÉ, p. 432, th. SINÈGRE)

Diphtérie. — Albuminurie. — Néphrite chronique

Petite fille âgée de dix ans. A l'âge de neuf ans, cette enfant eut une angine diphtérique grave, avec albuminurie abondante; il s'agissait bien de diphtérie et non de scarlatine ruste, car un de ses frères, âgé de dix ans, et une autre personne eurent, en même temps, des plaques diphtériques sur les amygdales.

Sa diphtérie guérie, l'albumine persista, l'enfant resta pâle et anémique, l'urine était claire et abondante ; examinée pendant trois ans, journellement, par le père, elle contint une proportion d'albumine qui variait de 50 centigrammes à 4 grammes par litre. Jamais il n'y eu d'anasarque, mais seulement une bouffissure grisâtre de la face. A l'âge de douze ans, trois ans après la diphtérie, l'enfant de plus en plus affaiblie se plaignant souvent de la tête, parfois de vomissements et de diarrhée, mourut en deux jours dans le coma après cinq ou six attaques convulsives.

F. — FIÈVRE TYPHOÏDE

Après la scarlatine, c'est dans la fièvre typhoïde que l'albuminurie, au cours des maladies fébriles, a été le plus anciennement signalée (Grégory, 1831). Mais on a diversement apprécié la fréquence du phénomène : Andral, 1 pour 34 ; Becquerl, 8 pour 38 ; Abeille, 1 pour 8 ; Griesinger, 1 pour 3 ; Murchison, 28,6 pour 100 ; Jaccoud, 32,9 pour 100. Le premier, Gubler a donné l'albuminurie comme constante dans la fièvre typhoïde, et Robin, son élève, l'affirme à son tour. Talamon et Lécorché se rangent à cet avis et n'ont jamais vu l'albuminurie faire défaut dans le cours de la fièvre typhoïde.

Chez l'enfant, Etthert l'a trouvée dans 75 pour 100 des cas.

J. Lowet, à Boston, sur 284 cas traités du 1er janvier 1882 au 1er janvier 1895, à City Hospital, a constaté l'albumine dans 31 pour 100 des cas chez les enfants de cinq à dix ans, et dans 37 pour 100 chez les enfants de dix à quinze ans. La présence des cylindres urinaires dans 21 pour 100 des cas, chez les albuminuriques du premier groupe, et dans 33 pour 100 des cas, chez ceux du second.

Mme Rivoire, dans sa thèse de Montpellier, rapporte dix observations d'albuminurie chez l'enfant, prises pendant l'épidémie de Marseille de 1897, mais elle reconnaît n'avoir pas systématiquement pratiqué l'analyse des urines de chaque malade.

L'albumine apparaît de très bonne heure, du deuxième au cinquième jour ; elle persiste d'une manière continue ou interrompue, pendant toute la durée de la fièvre, et disparaît pendant la convalescence. Mais, comme dans la scarlatine, l'albuminurie peut s'aggraver à cette période, s'accompagner d'œdème et d'anasarque, indiquer en un mot le développement d'une véritable néphrite aiguë.

Quant au pronostic, Griesinger écrit avec raison : « L'albuminurie légère et de courte durée n'a aucun rapport avec les autres phénomènes morbides ; elle est sans influence sur le pronostic. Lors d'une aggravation de nature quelconque, l'albumine augmente de nouveau. L'urine ne continue très longtemps à renfermer une grande quantité d'albumine, et plus souvent du sang, que dans les cas graves. Ces derniers, cependant, peuvent se terminer par une entière guérison, sans retard considérable. »

L'albuminurie disparaît rapidement ; elle peut cependant persister à doses inappréciables, ou ne s'accompagner d'aucun autre symptôme qui en provoque la recherche. Ainsi, dans l'observation suivante, recueillie dans le service de M. le professeur Baumel, un enfant présente un peu d'albuminurie au cours d'une typhoïde ; il sort guéri. Plus tard, une angine amène à pratiquer un nouvel examen d'urines, on trouve de l'albumine. Sa cause a-t-elle l'angine seule, ou faut-il incriminer la typhoïde antérieure ? Sans doute oui, car dans l'intervalle l'enfant a accusé des fourmillements dans les doigts.

Dans l'observation qui nous est personnelle, l'albumine a commencé par une dose assez forte (1 gr. 50). Puis elle a diminué progressivement, et a définitivement disparu au moment de la convalescence.

Observation X

PERSONNELLE (*inédite*)

Amygdalite aiguë. — Bronchite aiguë généralisée. — Fièvre typhoïde.
Albuminurie.

20 septembre 1902. — P. M., âgée de neuf ans, de Remou-
lins, bien portante d'habitude, mais la gorge délicate. Pas
de rougeole ni de scarlatine, ni autre maladie.

Père, mère bien portants.

Un frère mort de diphtérie.

La fillette se plaint depuis quelques jours de céphalalgie,
de picotements dans la gorge, de gêne de la déglutition, de lassitude générale, d'inappétence. A l'examen, nous ne trouvons
qu'un peu d'amygdalite pour expliquer la température de 40°3.
Rien dans la poitrine ni à l'abdomen. Nous portons le diagnostic d'amygdalite aiguë et ordonnons :

Gargarisme :

Borate de soude	
Chlorate de potasse	ââ 4 grammes
Salol.	
Bromure de sodium	6 —
Décoction d'orge.	q. s. p. 1/4 litre

Collutoire :

Borax	4 grammes
Glycérine	30 —

Potion :

Antipyrine	3 grammes
Teinture d'aconitine.	XV gouttes
Eau de tilleul	90 grammes
Sirop d'éc. d'or. am	30 —

une cueillerée toutes les deux heures. Lait et bouillon.

6

21. — Céphalalgie a disparu. T.: 38°7 m.; 39°8 s.

22. — T.: 38°5 m.; 39° s. Mieux du côté de la gorge.

23. — T.: 38°6 m.; 39° s. Nous donnons 1 gr. 50 de quinine.

24. — T.: 38° m.; 38°5 s.　　　—　　1 — 20　　—

25. — T.: 37°9 m.; 38°6 s.　　—　　1 —　　—

26. — T.: 37°8 m.; 38°5 s. Nous suspendons la quinine. L'amygdalite est guérie.

27. — L'enfant vomit, se plaint de nouveau de la tête, a un peu de diarrhée (trois selles par jour), se plaint du ventre, quelques gargouillements dans la fosse iliaque droite. Pas de taches rosées. Nous donnons 1 gr. 20 d'ipéca. T.: 38°8 m.; 39°5 s.

28. — Nous pensons à une dothiénenterie possible. La fillette a eu des épistaxis; gargouillements; légère diarrhée; fièvre élevée. Nous faisons un examen des urines et nous trouvons 1 gr. 50 d'albumine. Il y a de la bronchite généralisée, sibilants ronflants, sous-crépitants devant et derrière.

Nous donnons :

Benzoate de soude, 3 grammes ; julep, 90 grammes.

T.: 38°7 m.; 39°3 s.

29. — Même état. A vomi une seule fois le lait. Bronchite. L'enfant est prostrée, rouge par moments, ne parle pas. Langue blanche, rouge sur les bords, délire nocturne. Albumine, 1 gr. 50.

T.: 38°8 m ; 39°6 s. Nous donnons 0 gr. 50 de calomel, qui la mènent bien.

30. — Vomit le lait que nous suspendons. Nous la mettons au bouillon bien dégraissé et aux tisanes. Une tache rosée suspecte sur l'abdomen. Etat toujours prostré. L'enfant prend 1 gr. 50 de quinine dans la matinée.

T.: 37°8 m ; 38°5 s. Albumine, 1 gr. 20.

1er et 2 octobre. — L'enfant est moins prostrée, la fièvre

moins élevée, sous l'influence de la quinine. Bronchite diminue.

T.: 37°8 et 37°6 m.; 38°5 et 38°3 s. Albumine, 1 gr.

3, 4, 5, 6, 7. — L'enfant est plus éveillée. Jamais de taches
rosées nettes. Toujours des gargouillements dans la fosse
iliaque droite et une légère diarrhée (3 selles par jour) peu
abondante. L'enfant s'est plainte un jour du ventre.

Les bains proposés dès le 30 septembre ne sont pas acceptés
à cause de la bronchite. La température oscille entre 38°6 m.
et 39°2 s. L'albumine descend à 0 gr. 80, puis à 0 gr. 50.

8. — Nous donnons antipyrine et quinine associées.

T.: 38°5 m.; 39°6 s. Albumine, 0 gr. 50. Diarrhée.

9. — T.: 37°5 m.; 38° s. Quinine et antipyrine. Albumine,
0 gr. 40.

10. — T.: 38° m.; 39° s. Albumine, 0 gr. 40, quinine et
antipyrine.

11. — T.: 37° m.; 33°9 s. Albumine, 0 gr. 30. Nous suspendons la quinine et l'antipyrine qui n'ont aucune prise sur la
fièvre.

La diarrhée persistant trop, nous ordonnons :

Tannigène . . . . 0 gr. 50
Ac. lactique . . . . 3 gr.
Eau seconde de chaux } ââ. 50 gr.
Sirop de coings }

Nous proposons de nouveau les bains qui sont acceptés, la
bronchite ayant complètement disparu depuis trois ou quatre
jours L'enfant vomissant tout ce qu'elle prend, nous donnons
la potion de Rivière, qui arrête non sans peine l.s vomissements. Supporte difficilement le lait.

Du 12 au 30 octobre. — La température varie de 37°5
le matin à 38°6 le soir pendant quelques jours, puis diminue
progressivement. Traces d'albumine.

Premier novembre. Apyrexie complète, guérison. Plus d'albumine ce jour-là et les suivants.

Observation XI

(Inédite)

(Recueillie dans le service de M. le professeur BAUMEL, par
M. le docteur ANDRIEUX, chef de clinique.)

Albuminurie consécutive à la fièvre typhoïde, augmentée par une angine

Henri R... quatorze ans, entre à la clinique des maladies des enfants, le 17 janvier 1902.

Antécédents héréditaires.— Père bien portant; mère morte d'une angine infectieuse il y a quatre ans.

Antécédents personnels. — Angines à répétition ; pas de rougeole; fièvre typhoïde au mois d'août 1901, traitée et guérie dans le service. Angine très intense le 19 septembre, puis fièvre de dentition. *Traces d'albumine* au cours de cette fièvre typhoïde et de cette angine.

Maladie actuelle. — Depuis le 12 janvier, l'enfant se plaint de la gorge, de céphalée, de nausées sans vomissements. Plusieurs selles diarrhéiques par jour sans coliques; langue saburrale. Quelques fourmillements dans les doigts depuis un mois.

Actuellement rougeur diffuse vineuse des mains. Angine.

Urines : *traces d'albumine.*

On prescrit le régime lacté.

Le 25 janvier. — Traces d'albumine. L'angine est guérie.

Le 29, on dose l'albumine qui persiste et on mesure la quantité d'urine émise par vingt-quatre heures afin de tracer une courbe.

11 février. — Nouvelle angine ; points blancs sur l'amygdale droite, anfractueuse, déchiquetée.

Traitement :

Borate de soude | ââ. 10 gr. quatre badigeonnages par jour.
Miel rosat }

Chlorate de potasse   6 gr.

Sirop de mûres } ââ. 20 gr.
Miel rosat }

Eau   110 gr.

Une cuillerée à bouche toutes les trois heures.

Régime lacté.

L'angine guérit assez rapidement. On n'observe plus que des traces d'albumine.

La quantité maxima a été de 1 gr. 50.

Dans l'observation suivante, il ne s'agit plus de simple traces d'albumine, mais bien d'une véritable néphrite avec albuminurie.

Observation XII

(Résumée)

(Guinon, Complications de la fièvre typhoïde, obs. IX, *Revue des maladies de l'enfance*, 1899.)

Fièvre typhoïde au cours d'un purpura. — Hématurie. — Albuminurie par néphrite. — Roséole confluente. — Erythème morbilliforme.

Garçon, treize ans, a eu déjà deux atteintes de purpura.

Antécédents héréditaires. — Mère vigoureuse. Père tuberculeux.

Août 1899. — Troisième poussée de purpura. Contracte typhoïde à l'hôpital. Purpura plus intense. T. : 39°5.

4 septembre. Urine albumineuse.

5. — T. : 37°6 le soir.

7 et 8. — T. : 37°6 le soir.

9. — T. monte à 39° le soir.

10. — T. : 39°8. Urines diminuées : 250 grammes en vingt-quatre heures. Urine rouge, hémorragique, albumineuse.

12. — Etat plus mauvais. Quatre bains et quinine.

13. — Vomissements. T. : 39°6 et 40°3 (temp. rectale).

15. — T. vers 40°. Taches rosées apparaissent.

20. — Symptomatologie s'est complétée. Céphalalgie, photophobie. Albumine notable : 0 gr. 75. Bruit de galop au cœur.

Les jours suivants, les taches rosées se multiplient.

27. — Erythème morbilliforme, papuleux, au dos, au cou, aux membres. Congestion pulmonaire en même temps.

27-30. — Grandes oscillations de la température. Dans la nuit du 30, elle tombe à 37° brusquement.

La convalescence commence alors et se fait sans accidents. Guérison.

Quinze jours après la défervescence, on ne trouve plus d'albumine.

Guinon ajoute les réflexions suivantes :

« Un seul organe, le rein, a subi avec évidence l'attaque hémorragique ; l'hématurie fut d'emblée assez abondante, et laissa derrière elle une albuminurie abondante.

C'étaient là les signes d'une lésion rénale grave, car, dès le dixième ou onzième jour, je constatais un bruit de galop cardiaque. Je voyais aussi se réaliser la forme rénale de la fièvre typhoïde, qui doit être très rare chez l'enfant.

Les urines avaient diminué, puis remontèrent progressivement.

C'est probablement à la néphrite et à l'intoxication urémique qu'il faut attribuer les vomissements.

Y a-t-il des cas de néphrite chronique après la fièvre typhoïde ? Ces cas sont rares ; cependant Geier en signale un cas, et Talamon et Lécorché en rapportent deux observations.

G. — Paludisme

Lancereaux, Kelsch, Kiener, ont donné des descriptions si précises aux points de vue clinique, anatomique et histologique de l'influence de la malaria sur les phlegmasies rénales, qu'aucun doute ne pourrait subsister. L'albuminurie se rencontre assez fréquemment, même chez l'enfant. Ainsi Clemente Ferreira, de Rio de Janeiro, qui, en 1893, a publié dans la *Revue mensuelle des maladies de l'enfance* un article sur l'albuminurie dans la maladie infantile, écrit ceci :

« Comme conclusion sur le degré de fréquence avec lequel se présentent les différents troubles des fonctions rénales dans la malaria, nous avons déduit que l'albuminurie représente le trouble le plus commun en pareil cas ; viennent, en deuxième place, la polyurie simple et, en troisième place, la glucosurie, qui constitue même un phénomène exceptionnel, d'après ce qu'on peut conclure d'une large observation.

» Ce qui est intéressant, c'est qu'il n'est pas rare que l'albuminurie s'accompagne d'œdème de la figure et des membres inférieurs, simulant assez ce qu'on remarque dans la maladie de Bright. Du reste, nul doute que très souvent éclate un véritable processus de néphrite, et, dans le tableau des néphrites-infectieuses, la néphrite malarienne occupe une place saillante. »

Cette distinction entre l'albuminurie, simple trouble urinaire, accompagnée d'un dépôt de sédiment chargé de globules, de leucocytes, de matières granuleuses, et l'albuminurie élément du syndrome du mal de Bright, nous semble devoir perdre toute valeur au point de vue pathogénique, mais elle correspond à une réalité clinique.

Nous rapportons ici cinq observations d'albuminurie d'origine paludéenne; l'une nous est personnelle et nous semble mériter quelque intérêt.

Suivant les cas, on voit cette albuminurie survenir au moment de chaque paroxysme thermique et dès la première atteinte palustre, pour disparaître avec la fièvre intermittente (obs. XIII et XIV), ou bien la malaria est déjà de date ancienne, et c'est au cours d'une nouvelle atteinte que l'altération des urines se manifeste (observation XII, personnelle), enfin les fièvres déjà passées sont ultérieurement suivies d'une albuminurie qui vient « en queue », et sera, ou bien de durée éphémère (obs. XIV), ou bien ne sera qu'un symptôme d'un mal de Bright définitivement installé, dont le terme pourra être la mort par urémie (obs. XVI).

1. Observation personnelle
2. Observation Clemente Ferreire. I.
3.   —   —   II.
4.   —   —   III.
5. Observation Rosenstein.

Observation XIII

(Inédite)

(Observation *personnelle* recueillie pendant les vacances de 1900, en Corse).

Albuminurie d'origine paludéenne

Le 16 août, en l'absence de tout médecin, nous sommes prié de voir un garçon de douze ans qui, habitant ordinaire-

ment les régions marécageuses de la côte orientale de la
Corse, était atteint depuis plus d'un an de paludisme. Il était
à ce moment à S..., village de la contrée montagneuse, où
les habitants des plaines émigrent en été.

C'est le 1er juin 1899 que ce garçon présenta sa première
atteinte de fièvres ; à type quotidien, elles cédèrent assez
facilement au traitement quinique. Mais le traitement ne fut
pas suffisamment prolongé et les accès revinrent un mois
après, quotidiens, mais plus forts, plus tenaces, résistant au
sulfate de quinine. Cependant, à la fin de juillet, plus d'accès.
L'enfant émigre à la montagne avec ses parents à cette date.

Deux jours après, les accès reparaissent, mais tous les deux
jours seulement, revêtant ainsi le type tierce ; cette troisième
atteinte dura, paraît-il, un mois et demi, et ne céda qu'au
traitement combiné de la quinine et de l'arsenic.

En novembre 1899, l'enfant retourne à la plaine et passe
l'hiver sans nouvelle atteinte.

Dans le courant de mai 1900, il est pris un jour en plein
champ d'un accès qui cède à la quinine.

Mais en juillet de la même année, au moment de la moisson,
après une nuit passée en plein air, il fut pris d'un violent
frisson ; le malade tremble, claque des dents, il ressent une
chaleur intense, mais la température n'a pas été prise. Les
accès ne cèdent plus à la quinine, le malade étant sous l'influence d'une forte imprégnation palustre.

A la fin de juillet, il émigre à la montagne avec ses accès.

État actuel. — Le malade présente des accès irréguliers,
tantôt quotidiens, tantôt tierces. Maigre, très anémié, il présente le teint caractéristique des victimes de la malaria. La
langue est saburrale, l'appétit a disparu.

Le sulfate de quinine, administré selon la méthode classique, reste inefficace malgré des vomitifs répétés tous les huit jours.

Le 30 août 1901, nous sommes étonné de constater un léger œdème des malléoles.

Le lendemain, même état, et toujours un accès avec une température oscillant entre 40° et 39° au moment de l'accès pour retomber aussitôt à 36°7, 37°.

Le 5 septembre, nous le revoyons. L'œdème a augmenté ; il a gagné les jambes ; il existe une légère bouffissure des paupières A l'examen des urines, nous trouvons un précipité assez abondondant, mais nous ne pouvons, faute d'appareil, doser ce précipité. Le malade est mis au régime lacté et nous remplaçons la quinine, donnée par la voie buccale, par l'arsenic.

Le 10 septembre, nous revoyons le malade. Le régime lacté n'a pas été suivi et l'œdème a augmenté. Les urines sont plus rares et l'albuminurie est abondante. T. = 39° à 40° au moment des accès. Nous déclarons un peu brutalement aux parents que l'enfant est perdu si on continue à le faire manger comme les autres.

Dès lors, le régime lacté est absolu ; nous administrons la quinine en injections hypodermiques à la dose de 0gr. 50 de chlorhydrate par jour. L'arsenic est suspendu.

Grâce à ce traitement, les accès s'espacent de plus en plus ; l'amélioration est rapide. Le 20 septembre, pas d'accès, l'œdème a notablement diminué.

Du 22 au 30 septembre, pas d'accès ; l'œdème a complètement disparu le 5 octobre. Il n'y a plus d'albumine et des analyses répétées n'en décèlent aucune trace jusqu'au 25 octobre 1900.

Dès ce moment, nous faisons prendre le sulfate de quinine par la bouche tous les huit jours.

Le malade s'alimente progressivement, prend de l'arsenic, du quinquina et se remonte assez rapidement.

Le 1er novembre 1900, nous quittons le malade complètement remis, et nous ne l'avons plus suivi depuis; mais, si nous en croyons les renseignements fournis, grâce à certaines précautions (émigrations précoces à la montagne, séjour à la plaine de fin novembre à fin avril seulement, quinine de temps en temps), le malade n'a plus eu d'accès ni d'œdème jusqu'à l'heure actuelle.

Devant ce cas, nous avons pensé à une albuminurie et peut-être à une néphrite aiguë d'origine infectieuse. Nous croyons qu'il faut certainement incriminer l'hématozoaire de Laveran, puisque cet enfant n'avait eu antérieurement aucune maladie infectieuse, ni rougeole, ni scarlatine, ni fièvre typhoïde, ni variole. C'était un fait que nous voyions pour la première fois et que notre regretté père n'avait également jamais observé parmi le grand nombre de paludéens qu'il avait eu à soigner durant sa longue carrière.

Observations XIV, XV et XVI

(Résumées)

(CLEMENTE FERREIRA, *Revue mensuelle des mal. de l'enf.*, mars 1893, et CANCEILL., th. Montpellier 1899.)

Chez l'un, l'albumine se montrait à l'occasion des paroxysmes thermiques, œdème de la figure, des mains et des pieds ; il n'y avait pas d'œdème viscéral, ni de dyspnée urémique. Les urines bien que diminuées n'étaient pas trop réduites et sans coloration marquée. Grâce à la quinine et à la caféine, des phénomènes rénaux allèrent en se modifiant aussi bien que l'œdème. En quinze jours, guérison complète et qui s'est maintenue.

Autre malade, treize ans, œdème marqué des paupières, de la figure, des jambes et des pieds. Quelques essoufflements par la marche. Etat saburral prononcé et inappétence d'assez ancienne origine. Foie un peu volumineux. Battements cardiaques fréquents et violents. Bruit de galop.

Urines non foncées ; analyse soigneuse : ni albumine, ni peptones ; mais oligurie.

Comme un an avant le malade avait eu la malaria bien caractérisée, on pense au paludisme se dénonçant par des phénomènes rénaux : oligurie et albumine intermittentes.

Le lendemain, en effet, on trouve un chiffre élevé d'albumine.

Calomel et bichlorhydrate de quinine. Deux jours après, œdème diminué, albumine existant encore. Deux jours plus tard, à peine un léger nuage d'albumine, l'appétit est augmenté. Bref, au bout de dix jours, guérison complète.

Enfant de deux ans, atteinte, depuis un mois, d'accès de fièvre se reproduisant irrégulièrement. Enfant affaiblie, au teint pâle et blafard. Œdème de la figure, des mains, des pieds, des jambes et du tronc. Dans les urines, rares, une grande quantité d'albumine. T. : 38°5. Foie et rate augmentés. Ventre ballonné. Prostration. Au cœur, bruit de galop.

Calomel, chlorhydrate de quinine. Amélioration prompte : l'albuminurie décroît à mesure que la température devient normale et que foie et rate reprennent leur volume physiologique.

En quinze jours, guérison complète.

Observation XVII

(Résumée)

(Rosenstein, th. Gilles, Paris, 1886, p. 19)

K..., douze ans, fièvre tierce il y a un an, œdème de la face en même temps. Urine fortement albumineuse. Mort d'urémie. A l'autopsie, gros rein blanc, épithélium en dégénérescence graisseuse.

Enfin nous rattachons au palusdime un cas d'albuminurie dont la manifestation ne s'est pas produite au cours mêmes des fièvres intermittentes, mais plus tard, provoquée alors par une grippe et un purpura.

Observation XVIII

(Résumée)

(Vignerot, th. Sinègre)

Paludisme. — Grippe et purpura. — Albuminurie

Pascal B..., quinze ans, entre le 4 mars 1890, salle Bethier, hôpital Saint-Antoine. Bien portant pendant son enfance. Il eut, pendant son séjour en Afrique, quelques accès de fièvre intermittente. Rentré à Paris, il eut quelque peine à se remettre complètement.

Le 13 mars, après quelques excès de boisson, il fut pris brusquement de violentes coliques et de diarrhée. Le lendemain, il remarqua qu'il portait aux deux jambes une éruption de petites taches semblables à des piqûres de puce. A son entrée à l'hôpital il se plaignait de maux de tête, de boûrdonnements, de vertiges. Sur les deux jambes, il présentait de taches arrondies à coloration jaùnâtre, taches de purpura, datant déjà de quelques jours. Les urines étaient albumineuses.

Le 10 avril, il se plaignait de violentes douleurs dans la région rénale. Les urines renfermaient une grande quantité d'albumine. On constatait un léger œdème des jambes. Cet état persista jusqu'en septembre avec des alternations d'augmentation et de diminution dans la quantité d'albumine qui est encore d'environ 2 gr. par jour.

Il est difficile de rattacher au purpura, à la grippe ou à l'impaludisme la néphrite de ce malade ; mais il est cependant probable que son rein avait été déjà touché au cours de ces deux premières maladies, et que sa dernière affection n'a fait qu'accentuer les lésions déjà existantes.

H. — INFECTION OURLIENNE

Les auteurs ne s'accordent pas sur la fréquence relative des cas d'albuminurie dans les oreillons ; les uns les considèrent comme très rare ; d'autres, comme Siredey, signalent son existence dans environ le 30 pour 100 des cas ; elle est alors si légère qu'elle passerait le plus souvent inaperçue. Cette statistique semble être trop élevée ; de nombreuses relations ont été faites des épidémies d'oreillons et les complications rénales y sont peu signalées. Atger, dans sa thèse de Montpellier sur « la néphrite ourlienne », en 1899, cite avec soin les auteurs qui ont noté le retentissement de l'infection ourlienne sur le rein ; mais la plupart des épidémies qui ont donné naissance à leurs travaux ont été observées par des médecins militaires chez des adultes de vingt-cinq ans. Nous n'avons trouvé que trois observations de néphrite ourlienne chez l'enfant : l'une est de Joffroy ; l'autre est un cas de mort relaté par Le Roy dans la *France médicale* de 1894 ; la troisième a été rapportée par Croner à la Société de Berlin en 1884. Il résulte donc de ces faits que l'albuminurie chez l'enfant au cours des oreillons est exceptionnelle.

Dans les différents cas observés, chez des adultes, il est vrai, mais qui sont nos seuls documents, on voit que la néphrite est survenue :

a) En même temps que le gonflement parotidien ;

b) A la période d'état, alors que les oreillons étaient en pleine évolution, accompagnés parfois de complications testiculaires ;

c) Après la disparition des symptômes habituels à l'affection ourlienne ;

d) Enfin, il existerait une dern'ère forme de néphrite ourlienne, celle-ci non admise par tout le monde : la néphrite sans oreillons (Bézy, Laveran). On se fonde alors sur l'épidémie régnante pour incriminer l'infection ourlienne.

Les signes par lesquels se manifeste le retentissement rénal sont inconstants : tantôt les troubles sont manifestes : œdème de la face, des membres inférieurs, ascite même ; tantôt l'analyse de l'urine a seule pu mettre sur la voie du diagnostic.

Les deux cas observés chez l'enfant rentrent dans le cadre de l'albuminurie tardive.

Observation XIX

(Résumée)

(JOFFROY, *Progrès Médical* du 20 novembre 1886)

Oreillons. — Paralysie. — Albuminurie

Il s'agit d'une fillette de quatre ans et demi qui, vingt jours après le début des oreillons, est prise d'une paralysie des

membres inférieurs bientôt suivie de celle des membres supérieurs. En même temps s'établit une *albuminurie* légère,
mais persistante. Ce n'est que quatre mois après, avec la
guérison de la paralysie, que l'albumine disparaît aussi.

Observation XX

(Résumée)

(Le Roy, *France Médicale*, novembre 1894, et in
Atger, th., Montpellier, 1899, p. 57)

Oreillons bénins. — Néphrite. — Mort

Une petite fillette de neuf ans fut atteinte d'oreillons à
détermination parotidienne bénigne. Au bout de huit jours,
tout avait disparu et la malade commençait à sortir, les urines
n'ayant pas été examinées.

Un mois après, l'enfant présentait de l'œdème de la face,
de la région lombaire et des membres inférieurs ; les urines
rares (800 gr.), foncées, rouges, troubles, contenant 3,60 d'albumine par litre. Une enquête attentive ne permit pas de
trouver d'autre étiologie que les oreillons. Malgré le régime
lacté et le séjour à la campagne, l'enfant succomba au progrès
de l'urémie trois mois et demi plus tard.

Observation XXI

(Résumée)

(Croner, Société de Médecine de Berlin, 1884)

Oreillons. — Albuminurie

Chez un enfant de six mois, quinze jours après le début des
oreillons, on constata un œdème des paupières, des pieds et

des mains, accompagné d'une ascite légère. L'urine était rare, hémorragique et *albumineuse*. Cette poussée de néphrite se dissipe, puis, six jours après, la fièvre se rallume, un gonflement angulo-maxillaire se montre et les urines redeviennent sanglantes et albumineuses. Puis les ganglions du côté droit se prennent aussi et l'albuminurie dure encore cinq semaines au bout desquelles l'enfant guérit.

I. — Pneumonie, Broncho-pneumonie et Pleurésie

« L'albuminurie existe dans toute pneumonie », écrivent Talamon et Lécorché. Le docteur Paul Binet, à la suite de recherches portant sur 27 cas de pneumonie ou de broncho-pneumonie, arrive à une conclusion identique : dans les 27 cas, l'albumine a toujours été trouvée soit à l'état de traces, soit en faible quantité ; une fois seulement et dans une broncho-pneumonie double survenue dans la convalescence d'une rougeole compliquée de diphtérie, la proportion s'est élevée à 2 gr. 50 pour 1000. L'albumine appartient essentiellement à l'oligurie fébrile ; elle disparaît avec la défervescence et l'augmentation des urines.

Caussade range cette albuminurie sous trois formes :

Une forme légère qui a la durée de la pneumonie qui lui a donné naissance ;

Une forme d'intensité moyenne avec des œdèmes, de l'anasarque, de légers accidents d'urémie, et dont la durée peut être de trente à soixante-dix jours ;

Une forme avec anasarque généralisé, anurie, urémie.

Quant à ce qui est de la valeur diagnostique ou pronostique, elle semble n'en avoir aucune, quelle que soit son intensité, et toutes les règles qu'on a voulu poser sont toujours démenties par les faits.

ı On a admis (Martin Solon, Begbie) une albuminurie criti-que, survenant au moment de la défervescence : il y a eu sans doute insuffisance d'observation, l'albumine n'ayant pas été ou mal recherchée pendant la période d'état.

Une recrudescence de l'albuminurie peut s'observer pendant la convalescence ; mais ce n'est plus alors un phénomène fébrile ; elle a la même signification que dans la scarlatine au moment de la desquamation : elle est une complication, elle indique une lésion rénale, et peut être d'un pronostic très grave, ainsi que le prouvent les deux observations XXI et XXII dont l'une personnelle et inédite.

La néphrite de la pneumonie ou de la broncho-pneumonie est rarement source de néphrite chronique, moins encore chez l'enfant que chez l'adulte (Dluski).

Observation XXI, XXII

(Personnelle *(Inédite)*)

Broncho-pneumonie avec albuminurie

J. G..., trois ans.

Dans la nuit du 7 au 8 mars 1902, l'enfant est pris de vomis-sements, de coliques.

8 mars. — L'enfant prend un peu d'ipéca. Vomit. Rien de particulier dans la journée. Le soir, la température monte à 38°7.

9. — L'enfant tousse un peu, a un peu de dyspnée. A l'auscultation, on entend aux bases des deux poumons, en arrière, quelques rôles sous-crépitants secs. 40 respirations par minute. Pouls à 120. L'analyse des urines décèle un

léger nuage d'albumine. Température 37°4 le matin, 39° le soir.

On donne l'infusion d'ipéca :

Ipéca . . . .   1 gramme.
Eau 100   —
       réduire à . .   90   —
Rhum   20   —

Une cuillerée toutes les deux heures.

On applique des cataplasmes sinapisés sur le thorax.

10. — L'état du petit malade empire. La température, qui était de 37°6 le matin, monte à 40°1 à trois heures du soir, 50 respirations à la minute. 170 pulsations.

Mêmes signes à l'auscultation. L'enfant est abattu, pâle. La dyspnée intense, les ailes du nez battent.

Le rythme respiratoire est interverti. Albumine plus abondante. Une consultation a lieu.

On ordonne en plus de l'infusion d'ipéca :

Un bain tiède toutes les trois heures.
Une injection de caféine.

Des cataplasmes sinapisés dans l'intervalle des bains.

11. — Sous l'influence du traitement, la température est tombée à 39°3 le matin, à 38°6 le soir. 45 respirations par minute. Pouls à 138. Rythme interverti. Mais la lésion tend à s'étendre. Les râles gagnent le tiers moyen des deux poumons. Malgré cela, l'enfant respire plus facilement.

Précipité d'albumine plus abondant.

12, 13, 14, 15, 16. — Toujours le même état. Les râles secs plus nombreux, pas de souffle. Le rythme respiratoire n'est plus interverti. La température oscille entre 37°9 et 39°7. Le pouls oscille de 140 à 160. Le nombre des respirations de 45 à 54.

Albumine abondante.

L'enfant s'affaiblit de plus en plus. Cependant il n'est pas gêné pour respirer.

Même médication.

17, 18, 19. — La lésion s'étend davantage encore. On entend des râles sous-crépitants secs dans toute l'étendue des deux poumons. Malgré cela, l'enfant respire plus amplement. Mais l'état général devient de plus en plus mauvais. L'enfant urine peu. Albumine toujours abondante. La température se maintient aux environs de 39° matin et soir. — R. : 40 ; P. : 140 à 150.

Même médication ; de plus, on injecte 150 grammes de sérum artificiel par jour.

20. — L'état empire. Une constipation opiniâtre survient.

T. du matin : 38°2 ; T. du soir : 40°2. L'enfant, abattu, prend bien cependant. Mais nous notons de la bouffissure des paupières, des mains, de la verge. Urines rares. Albuminurie abondante. L'enfant respire cependant aisément.

Du côté du thorax, état stationnaire.

Toujours même médication. Injection de sérum.

21. — T. : 40°3. Pouls incomptable. Constipation. La bouffissure du visage, des mains, a augmenté. L'enfant est prostré, ne répond plus ; il se refroidit insensiblement et meurt plutôt dans le coma que par asphyxie.

L'enfant n'a aucun antécédent personnel ni héréditaire morbide (ni rougeole, ni scarlatine).

La néphrite semble donc due à la même infection microbienne qui a produit la broncho-pneumonie. Autre particularité : malgré l'étendue de la lésion broncho-pulmonaire, l'enfant n'a jamais présenté le tableau effrayant de la plupart de ceux qui meurent asphyxiés.

La mort semble plutôt due ici à l'infection généralisée qui a déterminé des complications, notamment du côté des reins.

L'autopsie n'a pas été faite. Mais il est certain que des lésions existaient du côté des reins.

Observation XXIII

(Inédite)

(Recueillie dans le service de M. le professeur BAUMEL, par M. le docteur ANDRIEUX, chef de clinique.)

Louise C..., âgée de dix mois, en tre à la clinique des maladies des enfants, le 29 janvier 1902.

Antécédents personnels. — Née à terme, allaitement mixte.

Antécédents héréditaires. — Père bien portant, mère anémique.

Maladie actuelle. — Depuis quatre ou cinq jours, la petite malade est agitée, dort mal, a de la fièvre et tousse.

État actuel, 20 janvier 1902. — Teint blâfard, face un peu bouffie. Matité à la base gauche avec égophonie. On porte le diagnostic de pleurésie de la base gauche.

Traitement :
Sené toutes les trois heures.
Benzoate de soude . . . .   1 gramme
Looch blanc.   120   —

1er février. — On applique un vésicatoire de 3 × 4 fortement camphré sur sparadrap, et on le laisse quatre heures.

3. — Dans les urines, on trouve des traces *d'albumine*. Le teint est pâle, la face bouffie.

12. — Il n'y a plus d'albumine, on joint au benzoate de soude du sirop de lactophosphate de chaux à la dose de 20 grammes.

Observation XXIV

(Résumée)

Broncho-pneumonie avec albuminurie

(ZAMFIRESCO)

C... (Henri), deux mois et demi ; père, mère, deux autres enfants bien portants. Né à terme, nourri au sein. N'a pas tardé à tousser avec persistance et la mère est allée le chercher, il y a huit jours, et l'a mis au biberon.

A l'examen, enfant très amaigri, d'aspect cachectique. Pas de signes de rachitisme, pas de gros ventre. Selles glaireuses, verdâtres. L'enfant a des vomissements fréquents. Quelques râles sous-crépitants aux deux bases. On met l'enfant à la diète hydrique pendant vingt-quatre heures et on lui donne une potion à l'acétate d'ammoniaque.

L'examen des urines fait constater la présence d'albumine en très grande quantité.

Le lendemain, la température monte à 40°5 ; signes de broncho-pneumonie. On ordonne les bains chauds à 33°, et comme l'enfant est très oppressé on lui fait une injection de 1/4 de seringue de Pravaz d'huile camphrée.

L'état ne fait qu'empirer.

Mort deux jours plus tard.

Par contre, l'observation suivante montre une albuminurie persistant assez longtemps, mais diminuant à mesure que la quantité des urines augmente, et confirme ainsi les dires de Binet.

Observation XXV

(Legendre, *Semaine médicale*, 1894)

Néphrite aiguë. — Hématurie au cours d'une broncho-pneumonie

Un enfant de sept ans était entré à l'hôpital Trousseau, le 5 avril dernier, atteint d'une broncho-pneunomie grippale, occupant surtout le poumon gauche ; la dyspnée était extrême et l'état général des plus mauvais. Il y avait une albuminurie considérable, et l'albumine avait ce caractère de rétractilité que M. Bouchard nous a fait connaître comme propre aux néphrites. La situation s'aggrava bientôt par la diminution progressive de la quantité de l'urine, qui se trouva mélangée de sang. La température, qui avait oscillé entre 39°4 et 40°8, tomba à 39° et à 38°6, sans qu'il y eût amélioration de l'état général et local.

A ce moment, on commença les enveloppements froids réitérés du thorax, en même temps que les lavements froids multipliés. Quelques heures après, les urines devenaient plus abondantes, et l'enfant sortait visiblement de sa torpeur semi-comateuse ; en même temps, la température remontait brusquement à 40°6, pour retomber le lendemain à 37°.

A partir de ce jour, l'état général cessa d'être inquiétant ; les signes stéthoscopiques ne disparurent que très graduellement, et la néphrite persista pendant un certain temps encore, mais les urines se maintinrent abondantes et la guérison survint peu à peu.

J. — Purpura

L'albuminurie, dans le purpura, est fréquente ; soit fébrile et précoce, soit tardive et due à la néphrite, elle a la même signification que dans les pyrexies déjà étudiées.

M. Martin de Guimard considère les manifestations rénales du purpura comme très fréquentes, et la durée de l'albuminurie comme très longue.

Elle peut parfois donner naissance à la néphrite chronique (Sinègre).

Observation XXVI

(Inédite)

(Recueillie dans le service de M. le professeur Baumel, par M. le docteur Andrieux, chef de clinique.)

S... (Jules), treize ans et demi, écolier, domicilié au Pouget depuis l'âge de deux ans, entre à l'hôpital suburbain, clinique des maladies des enfants, le premier novembre 1901.

Antéc. person. — Né onze jours avant terme. Élevé à l'allaitement mixte jusqu'à vingt-deux mois. A marché à onze mois, a mis sa première dent à seize mois.

Antéc. héréd. — Mère bien portante ; saignait rarement du nez dans son enfance, périodiquement depuis la puberté, règles vicariantes.

A partir des premiers jours de son mariage, les hémorragies nasales devinrent plus fréquentes ; elles furent abondantes durant les grossesses, au point d'exiger le tamponnement. Une fausse-couche à trois mois de gestation, à la suite d'une chute dans un escalier, il y a trois ans.

Père bien portant. Une sœur de neuf ans bien portante, non sujette aux hémorragies. Grand'mère maternelle saigne facilement du nez. Grand-père maternel mort d'hématurie qui dura six mois et fut causée par un traumatisme : effort violent pour soulever un fardeau.

Maladie actuelle. — Vers l'âge de six ans, la mère constata chez son fils des taches vineuses sur la peau, principalement au niveau des articulations. Chaque année, ces taches réapparaissaient plus nombreuses au mois d'octobre ; il y en avait toujours quelques-unes dans le courant de l'année.

A neuf ans, toujours au mois d'octobre, très forte poussée, taches très nombreuses sur toute la peau, paupières fortement enflées, ventre gonflé, coliques violentes à la suite desquelles le malade faisait, par l'anus, des caillots de sang. *Albumine dans les urines.* Cette poussée dura une quinzaine de jours. C'est vers la fin de cette poussée que le malade eut la rougeole avec catarrhe nasal, oculaire, bronchique bien caractérisé. Son médecin traitant l'avait mis au régime lacté.

A l'âge de dix ans, nouvelle poussée moins intense.

A onze ans, douze ans, treize ans, calme complet ; pas de taches. Le malade mangeait beaucoup, se développait bien, alors que jusque-là il était délicat et frêle.

La dernière poussée remonte à quinze jours environ. Après avoir pris un bain de jambes à Cette, le malade vit des taches vineuses aux membres inférieurs ; puis enflure de tous les membres, des paupières.

1er novembre. — Coliques violentes depuis deux ou trois jours et selles sanglantes très fréquentes : quinze environ. Foie gros, douloureux, dépasse de deux travers de doigt les fausses côtes.

2. — Le foie n'est plus douloureux, il a repris son volume normal. Selles sanglantes. Purpura aux membres inférieurs et supérieurs, sur le fourreau de la verge.

Taches de vitiligo sur tout le corps, tranchant sur la peau de couleur brune.

Traitement :

Ergotine	1 gramme.
Teinture de digitale	VIII gouttes.

Julep gommeux . . . . 120 grammes.

Sirop de raifort simple . . . . 40 grammes.

Régime lacté.

5. — Plus de sang dans les selles; examen microscopique du dépôt urinaire, globules rouges cylindres. Coliques la veille. Albumine, 8 grammes.

7. — Ni selles sanglantes, ni coliques. Albumine, 20 grammes. Même traitement.

8. — L'albumine tombe à 8 grammes.

15. — Coliques. L'albumine a cru progressivement et atteint 19 grammes.

16. — Submatité dans la fausse iliaque gauche. On remarque la mélanodermie, les plaques de vitiligo sont venues à la fin de l'attaque de scorbut qui s'est produite à l'âge de neuf ans.

17. — Hématurie; urines rosées. L'ergotine est supprimée. Albumine, 20 grammes.

18. — Brusquement, la quantité d'albumine descend à 7 grammes. Les urines sont marron clair.

M. le docteur Vedel, qui les examine, trouve qu'elles renferment un certain nombre de globules, notamment des hématies détruites; mais l'on n'y décèle pas de cylindres.

20. — Les urines, moins foncées que les deux jours précédents, sont encore teintées. Albumine, 9 grammes. On prescrit deux pilules de Blaud par jour.

25. — Les urines sont tout à fait transparentes. L'albumine diminue. Soupe au lait, matin et soir. Chocolat cuit avec pain, le matin.

3 décembre. — Douleur au creux épigastrique. Vomissements. La peau du tronc et des membres inférieurs est mélanodermique; la face et les membres supérieurs sont blancs, non bronzés comme les autres parties du corps.

4. — Urines rosées, sanguinolentes. Elles contiennent un dépôt de sang avec globules rouges et blancs.

L'albumine qui, les jours précédents, s'était maintenue aux environs de 3 grammes, monte à 9 grammes. On prescrit de l'ergotine.

5. — Urines plus claires. Un vomissement bilieux la veille au soir. Albumine, 2 grammes.

Suppression des pilules de Blaud. Régime lacté absolu.

6. — P. 108. On perscrit : Perchlorure de fer, XII gouttes dans un quart de verre d'eau sucrée.

7. — Urines couleur de café trouble. Le jet s'arrête parfois au cours de la miction pour reprendre quand le malade force.

Cœur : souffle assez intense au premier temps. P. : 60.

M. Moitessier examine le dépôt des urines : il contient des tubes urinaires hyalins, des globules de pus et des hématies.

24. — A droite, au point où l'uretère s'abouche dans la vessie, on trouve de la douleur à la palpation. Par le toucher rectal, on sent, en ce même point, une tuméfaction.

On prescrit : 1° Carbonate de gaïacol, 0 gr. 10 pour un cachet n° 2.

2° Masse pilulaire de Blaud ⟩
    Rhubarbe   ⟩ ââ. 0 gr. 10

3° Décoction de quinquina.

4° Teinture de digitale, VIII gouttes.

5° Sirop de raifort simple, 40 grammes.

11 janvier 1902. — L'albuminurie diminue considérablement, il n'y en a plus que 9 gr. 80 seulement. Très grande amélioration de l'état général. Depuis quelques jours le malade se lève.

15 janvier. — Au traitement on ajoute :

Arséniate de soude . . . . .   0 gr. 10 centigr.

Eau . . . . 200 gr.

30 mai. — Le malade, dont l'état général est excellent, demande à rentrer dans sa famille ; la diminution de l'albumine est considérable ; il reste à peine 0 gr. 40 Exéat.

La pathogénie des purpuras semblant de plus en plus relever de l'intoxication ou de la toxi-infection, rien d'étonnant à ce que les microbes ou leurs toxines s'attaquent aux vaisseaux rénaux, tout aussi bien qu'aux capillaires cutanés. La localisation primitive des toxines peut être urinaire comme tout autre, et c'est ce qui a eu lieu chez notre malade qui se trouvait déjà héréditairement prédisposé du côté de son appareil vasculaire.

L'albuminurie a été très intense et a abouti à la néphrite, que nous n'hésitons pas à rattacher à la première atteinte de purpura, puisque l'albumine fut notée à ce moment. La rougeole consécutive doit avoir certainement aggravé l'albuminurie, mais elle n'en est pas la cause.

K. — Gastro-entérite aiguë

Nombre de recherches ont porté à la fois sur la gastro-entérite aiguë et la gastro-entérite chronique.

Kjellberg, le premier, en 1870, a signalé la présence de la néphrite cliniquement et anatomiquement appréciable dans les entérites.

Parrot et Robin ont insisté sur la fréquence de l'albuminurie, qui, dans la forme aiguë, apparaît d'emblée et augmente jusqu'au jour de la mort. Stiller, dans deux cas, constate de l'albumine et des éléments morphologiques. Citons encore Baginsky, Felsenthat, Bernhardt, qui ont fait de nombreuses recherches. Ballard, en collaboration avec Klein, dans une étude sur la diarrhée infantile, a insisté sur les complications rénales. Holt puis Morse ont repris l'étude de ce sujet et sont arrivés à conclure que, tandis qu'on constate soit de l'albumine dans l'urine, soit des dégénérescences dans les reins, ce n'est que rarement que l'on observe de la néphrite vraie. Par contre, Jacobi insiste sur la fréquence de la néphrite. La thèse récente de Zamfiresco apporte une contribution personnelle importante à l'étude de l'albuminurie dans la gastro-entérite aiguë et dans la forme chronique. Ashby confirme les dire de Morse et de Holt.

Il résulte de ces travaux que l'albuminurie est fréquente ; tantôt légère et transitoire, tantôt abondandante et persistante, elle est presque toujours, sinon toujours, latente. Il faut examiner les urines pour la découvrir ; on trouve parfois à côté de l'albumine des cylindres hyalins et granuleux, et des éléments épithéliaux, du mucus, des hématies, des leucocytes.

Le plus souvent on n'observe ni œdème des membres, ni houlfissure de la face, ni convulsions. Zamfiresco a cependant noté dans quelques cas graves une dyspnée très intense sans rien de perceptible à l'auscultation ni lésions trouvées à l'autopsie.

Une albuminurie légère et transitoire n'exerce aucune influence fâcheuse.

Une albuminurie abondante et persistante aggrave le pronostic, même lorsqu'elle survient au cours d'une gastro-entérite légère.

Nous en donnons ci-dessous des exemples, dont un nous est personnel:

Observation XXVII

PERSONNELLE *(inédite)*

Gastro-entérite aiguë. — Albuminurie

B... (J), âgé de seize mois, nourri au sein, mais on lui donne de temps en temps quelques bouteilles de tisane de vieille femme. Père et mère robustes.

Appelé auprès du petit malade le 9 juillet 1902, on nous raconte que l'enfant se portait très bien, lorsqu'il y a trois jours, il commença à vomir après chaque bouteille, puis après chaque tétée. Puis la diarrhée est survenue avec amaigrissement rapide.

T.: 39°5. P. 130.

Traitement { Acide lactique . . . . 5 grammes.
Eau sucrée. . . . . . 300 —

Une cuillerée après chaque tétée.

Deux lavements de graine de lin par jour.
Cataplasmes de farine de lin.
Eau de Vals. Tenir dans un endroit frais.

10 juillet. — L'état empire. Diarrhée très abondante. Vomit pourtant moins. Etat général mauvais. T. : 39°2.

Je recueille de l'urine sur du coton hydrophile. A l'examen, léger nuage d'albumine.

11. — Etat grave. Diarrhée est continue. Facies caractéristique. Yeux excavés, joues pâles, paupières abattues. Insomnie. Nous exigeons le changement de maison dans une autre plus fraîche. Nous donnons :

Acide lactique . . . . 5 grammes.
Laudanum de Sydenham. . . . . I goutte.

Rhum . . . . 30 grammes.

Sirop de coings . . . . 50 —

Eau . . . . q. s. p.

Cataplasmes. Lavements. Eau de Vals.

Diète hydrique pendant deux jours.

T.: 39°. Albumine, 0 gr. 80.

12. — L'enfant a un peu reposé la nuit. Les selles s'espacent. Plus de vomissements.

T.: 38°9. Albumine, 0 gr. 60. Même traitement. Diète.

13. — Selles de moins en moins fréquentes. Facies meilleur. L'enfant tète peu. T.: 38°6. Albumine, 0 gr. 60. Même traitement. En plus, injection de sérum artificiel (150 grammes par jour).

14, 15 et 16. — L'enfant n'a plus que trois ou quatre selles par jour. Facies meilleur. T.: 38°3, 37°9, 37°7. L'albumine diminue (0 gr. 50, 0 gr. 40, 0 gr. 25).

17. — Diarrhée a cessé. Une seule selle en vingt-quatre heures et un peu consistante. L'enfant se reprend, tète mieux, sourit. Plus de fièvre, plus d'albumine.

18. — Une seule selle, jaune, assez consistante. Guérison.

Depuis, l'enfant à repris de jour en jour.

Dans la suite, à sept ou huit reprises, et à quinze ou vingt jours d'intervalle, j'ai examiné les urines. Absence d'albumine.

Observation XXVIII

(Résumée)

(ZAMFIRESCO, th. Paris, 1898, obs. XIV)

Gastro-entérite aiguë avec albuminurie

W... (Marcel), âgé de trois mois et demi, entre le 15 novembre 1897 à la crèche. Père dispeptique. Mère nerveuse.

Trois autres enfants bien portants.

Nourri au sein par la mère pendant les trois premiers mois et régulièrement. L'enfant se portait bien lorsque survinrent quelques vomissements après chaque tétée, persistant une quinzaine de jours sans dépérissement. La mère, croyant qu'elle était enceinte, suspendit l'allaitement et donna le biberon à son enfant.

Loin de s'arrêter, les vomissements devinrent plus fréquents, de la diarrhée survint, s'accompagnant d'un amaigrissement rapide ; la mère se décida alors à nous amener son enfant.

Le début de la maladie s'est fait il y a une quinzaine environ ; depuis huit jours, en outre, l'enfant tousse.

Le 15 novembre, on est frappé, dès l'entrée de l'enfant, de son faciès, qui est celui des entérites graves ; les yeux sont excavés, les paupières à demi tombantes ; les joues pâles ; cependant les selles diarrhéiques et les vomissements ne sont pas très prononcés.

Examen des urines : Grande quantité d'albumine.

Traitement. — Diète hydrique absolue, bains chauds à 38° toutes les trois heures.

A partir du 16 novembre, l'état empire, albumine persiste abondante ; l'enfant succombe le 19 novembre.

●

Observation XXIX

(Résumée)

(ZAMFIRESCO, th. Paris, 1898, obs. III)

Albuminurie dans une gastro-entérite chronique, sans gros ventre. Bacillose probable.

A... (Armand), six mois, entre le 18 novembre à la crèche Husson. Parents bien portants.

L'enfant est né à terme après un accouchement normal.

Nourri au biberon d'une façon irrégulière avec du lait bouilli, additionné d'eau, puis avec du lait stérilisé. La mère nous conduit son enfant parce qu'il a de la diarrhée.

Le 14 novembre, à l'examen, ventre plutôt rétracté. Erythèmes diffus avec quelques vésicules à la région anale. Epiphyses du genou et du poignet un peu volumineuses. Nodosités costales. Crâne normal, légère séborrhée du cuir chevelu. Pas de polyadénie. Rien dans les poumons. Pas de vomissements. Etat légèrement cachectique. Température : 38°. Poids : 3 kilogr. 710. Diarrhée très prononcée. Quatre selles vertes.

Examen des urines : albumine très abondante. Indican en grande quantité.

Le 20 novembre, même état. Deux injections de sérum artificiel.

Du 20 au 24, l'état cachectique s'accentue. La diarrhée persiste, le poids diminue : 3 kilogr. 300 ; et, malgré le sérum, l'enfant succombe le 24 novembre.

Observation XXX

(Résumée)

(Zamfiresco, th. Paris, 1898, obs. II)

Albuminurie dans une gastro-entérite aiguë. — Craniotabes. — Gastro-entérite avec albumine.

L. (Anna), deux mois, entre à la crèche Husson, le 8 novembre. Père, dix-neuf ans, bien portant. Mère, vingt et un ans, bien portante. Pas d'autres enfants. Naissance à terme, grossesse et accouchement normaux.

Nourrie par la mère pendant quinze jours ; elle lui donnait

le sein régulièrement toutes les deux heures. La mère cesse
de le nourrir faute de lait et le met au biberon. On lui donne
du lait de vache cru coupé de moitié avec de l'eau bouillie
d'abord, puis avec de l'eau de mauve ; dix cuillerées de ce
mélange toutes les deux heures.

Depuis quinze jours, l'enfant ne prospère pas ; la diarrhée
apparaît sans fièvre, selles pâteuses et vertes, très fétides ;
pas de vomissements.

Depuis le début de la diarrhée, la mère met une cuillerée
d'eau de Vichy dans chaque tétée.

Le 4 novembre, la mère vient à la consultation. On augmente la quantité d'eau de Vichy, on met l'enfant à la diète,
à l'eau bouillie, et on lui ordonne une potion à l'acide lactique.
Le même état persistant, la mère revient le 8 novembre.

8. — A l'examen, pas de gros ventre, foie et rate normaux,
eczéma séborrhéique commençant. Rien dans la poitrine ni
au cœur.

Craniotabes prononcé. Température 38°, poids 3 kil. 800.
Diarrhée très prononcée, six selles vertes très fétides.

L'examen des urines fait constater la présence de l'albumine :

On fait une injection de sérum artificiel, on met l'enfant à
la diète hydrique et on lui donne une potion au colombo et au
bismuth.

14. — La diarrhée ayant disparu et l'enfant étant dans un
état satisfaisant, on le rend à ses parents.

Cet enfant n'a plus été suivi au point de vue de ses urines.

II. — Albuminurie dans les maladies infectieuses chroniques.

Trois seulement nous arrêteront qui semblent résumer toute la pathologie infantile par infection chronique : la tuberculose, la syphilis héréditaire, la gastro-entérite chronique.

A. — Tuberculose

L'albuminurie peut apparaître chez les tuberculeux dans une foule de conditions.

Dans la tuberculose aiguë, elle est constante comme dans toutes les affections fébriles : les troubles de la respiration s'il s'agit d'une forme pulmonaire, l'altération du sang, les tuber-cules du rein constituent autant de conditions favorables, et ce n'est pas rare de voir les tuberculeux succomber avec des symptômes urémiques.

Dans la phtisie chronique, la fréquence de l'albuminurie est très grande : sur 97 tuberculeux atteints de lésions variables en profondeur et en étendue, Talamon et Lécorché ont trouvé quarante-cinq fois l'albumine dans l'urine, soit une propor-tion de 47,5 pour 100, et ils estiment que, pour chaque cas envisagé particulièrement, l'albuminurie est constante à un moment ou l'autre de l'évolution de la maladie.

L'albuminurie de la phtisie chronique est habituellement transitoire ou intermittente et peu abondante.

En général, elle reste à l'état d'épiphénomène sans influence sur la marche de la lésion ; mais souvent on observe le véri-table syndrome brightique, avec mort assez rapide.

Iscovesco, dans sa thèse de 1888, sur la néphrite scrofu-leuse, insiste longuement sur la pathogénie de l'albuminurie ;

nous y reviendrons plus loin ; mais il fait un exposé clinique que nous devons résumer.

La néphrite scrofuleuse s'observe surtout chez les enfants présentant quelque part un abcès tuberculeux *ouvert* : tel malade, à abcès fermé, n'a pas d'albuminurie, dans les urines duquel on trouve une quantité d'urine progressivement croissante et même considérable dans les jours qui suivent.

Quelquefois insidieux, le début est plus souvent brutal : hydropisie, hématurie, urémie, purpura hémorragique.

L'albuminurie est ordinairement considérable et absolument constante. Les urines claires, foncées pendant les attaques d'urémie, sont à quantité ordinairement inférieure à la normale et à densité faible. Urémie presque dans tous les cas et surtout urémie gastrique. Œdèmes constants. Mort ordinairement par urémie. La terminaison fatale semble de règle après une durée de six mois à deux ans.

M. le professeur Baumel observa, en 1892, à l'autopsie d'un enfant mort dans son service, une tuberculose rénale, non soupçonnée dans le cours de la maladie ; mais l'albuminurie avait été décélée.

Nous citons cette observation et nous empruntons à Iscovesco deux observations :

Observation XXXI (*a*)

(*Inédite*)

(BAUMEL, *Leçons cliniques*, 1892)

Broncho-pneumonie. Mal de Pott. — Tuberculose rénale

Charles X..., âgé de cinq ans, salle Saint-Vincent, n° 4.

Né d'une mère devenue aliénée, et d'un père mort tuberculeux, il est malingre, rachitique, atteint de mal de Pott. Il

présente, en outre, au pli inguinal gauche, une plaie qui suppure abondamment et qui est fistuleuse. Comme antécédents
héréditaires, on note quelques autres décès dus à la tuberculose pulmonaire.

Ayant été atteint d'une broncho-pneumonie simple qui
l'emporta, l'autopsie a révélé l'existence de nombreux tubercules disséminés dans le parenchyme rénal.

Observation XXXI *(b)*

Résumée

(Iscovesco, th. Paris, 1888, n° 42. Obs. I)

Néphrite scrofuleuse

A... (Elisa), huit ans et demi, rougeole à trois ans, coqueluche à quatre ans. Eczéma impétigineux dans son enfance, ganglions sous-maxillaires engorgés. Depuis un an, mal de Pott
lombaire.

Entre à Berck le 8 juin 1883. Mal de Pott lombaire avec
abcès iliaque double. Ouverture spontanée à droite.

En décembre 1884, la fistule de droite donne peu de pus ;
état général stationnaire.

En janvier 1885, face et paupières bouffies. Chairs de consistance gélatineuse, visage de pâleur blanchâtre. Corps très
amaigri.

Urines : légère quantité d'albumine. Urines rouge-foncé,
denses, dépôt de cylindres épithéliaux et de cylindres colloïdes. Q. = 700 à 900 cc.

A partir de ce moment, l'albumine augmente progressivement.

En mars, anasarque et ascite. Albumine en quantité
considérable. A plusieurs reprises, amaurose et mouches
volantes. Crises de vomissements.

En août, attaque de grande urémie à forme cérébrale. Urines : Q. = 200 grammes. Albumine en quantité considérable. Le huitième jour, la quantité d'urine commence à augmenter et les accidents s'amendent. Mais l'albumine ne diminue pas et l'anasarque reste stationnaire.

En décembre 1885, urines, Q. = 650 grammes. Urine claire contenant des flots d'albumine et des cylindres épithéliaux granuleux et hyalins. Urée = 8 grammes par jour. Anémie extrême, ascite considérable. Gros foie débordant le rebord costal de deux travers de doigt.

Ni hypertrophie du cœur, ni bruit de galop.

Aggravation progressive.

Le 20 mars 1886, grande attaque d'urémie à laquelle la malade succombe le 24 mars 1886.

Pas de dégénérescence amyloïde des reins.

Autopsie. — Gros rein blanc. — « Lésions épithéliales très avancées, surtout dans la région du labyrinthe, nombreuses cellules rondes dans le tissu interstitiel. Les capsules glomérulaires sont considérablement épaissies et en plusieurs on constate autour d'elles une sclérose abondante. Nulle part on ne peut constater la présence de tubercules, et plusieurs coupes examinées par le procédé d'Ehrlich ne permettent de déceler nulle part l'existence de bacilles. En plusieurs points on constate de la sclérose péri-artérielle. En somme, dans ce cas, il y avait néphrite diffuse avec prédominance de lésions interstitielles. »

Observation XXXII
(*Résumée*)
(Isconesco, th. Paris, 1888, n° 42, obs. II, p. 19)
Néphrite scrofuleuse

H... (Louis), douze ans, début de coxalgie en 1885, amené à Berck en mars 1886. Coxalgie droite avec empâtement très volumineux derrière le grand trochanter.

De mars à juillet 1885, amélioration.

En juillet, ouverture de l'abcès. Quinze jours après on constate une quantité abondante d'albumine dans l'urine. Malade très affaibli, se plaint de douleurs lombaires, appétit nul, suppuration abondante, face pâle et légèrement bouffie. Urine claire, Q. = 600 à 800 grammes. Pas d'anasarque, rien d'anormal au cœur.

A partir de juillet 1886, l'albumine est trouvée d'une manière constante dans l'urine.

24 février 1887. — Urines foncées, très brunes. Q. = 250 grammes pour vingt-quatre heures.

25. — Vomissements, céphalée, amaurose. Ces accidents urémiques cérébraux s'accentuent dans la journée et l'enfant succombe le 27.

Autopsie. — Lésions absolument semblables à celles du cas précédent.

B. — Syphilis héréditaire

Les observations qui relatent l'existence de l'albuminurie chez les syphilitiques sont loin d'être fréquentes. En effet, les recherches ont d'abord porté sur les lésions rénales d'enfants nés de parents syphilitiques. Klebs, Valas, Baginsky, Mollière, Lancereaux, de Sinéty, Mafucci, Marchiafava et Massalongo se sont livrés à des études anatomiques.

Conpland, Massalongo, Talamon et Lécorché citent des faits d'albuminurie et d'hydropisie liées à la syphilis héréditaire. Zamfiresco a cherché en vain les altérations des urines chez quatre nourrissons.

La syphilis héréditaire peut cependant être considérée comme importante dans l'étiologie de la néphrite chronique.

Hoch a présenté un enfant atteint de syphilis héréditaire et d'albuminurie, qui fut soumis à un traitement mercuriel. Né à terme d'une mère qui contracta la syphilis pendant sa première grossesse et accoucha au huitième mois d'un enfant qui ne tarda pas à mourir. Le deuxième enfant ne présentait, lors de sa naissance, pas d'autre accident qu'un coryza. A l'âge de huit semaines, il fut atteint d'un érythème qui disparut vite sous l'influence du protoiodure de mercure ; mais au bout de trois jours survint un œdème de la verge, qui donna l'idée d'examiner l'urine ; on y trouva de l'albumine et de nombreux cylindres, ainsi que des globules rouges et blancs. En même temps se montrèrent d'autres symptômes de syphilis qui disparurent sous l'influence de l'iodure de K.

C'est la première fois qu'on constate une néphrite à une époque aussi rapprochée de la naissance.

La nutrition s'améliora beaucoup ; les éléments figurés de l'urine disparurent ; il resta une albuminurie assez longue et qui augmentait dès qu'on cessait l'administration du mercure.

Observation XXXIII

(Résumée)

(MASSALONGO)

Albuminurie par syphilis rénale congénitale

Petite fille de six mois, née avant terme d'une mère syphilitique (syphilis préconceptionnelle). Maladive dès la naissance, athrepsie à un haut degré ; très peu développée pour son âge. Recueillie dans le service en mars 1893. Sa mère, durant sa grossesse, n'eut aucune maladie aiguë.

La petite avait de nombreux syphilodermes aux cuisses et aux parties génitales externes. A cause de ses mauvaises conditions générales, on borna l'intervention curative à l'application d'une fomentation au sublimé. Alimentation au biberon.

Les manifestations cutanées disparaissent lentement, mais l'état général empire.

Vomissements, diarrhée, œdèmes limités à la face et aux extrémités. Convulsions. Fièvre (maximum 39°5) et de l'albuminurie.

Coma. Mort.

Unique étiologie : la syphilis.

Autopsie : Néphrite interstitielle.

A l'examen histologique on trouve, outre la sclérose du tissu connectif, les artères gravement affectées d'endo-artérite et de péri-artérite ; un gros bourrelet de tissu scléreux entoure l'artère et en déforme par place la lumière. L'endothélium est, en divers points, rugueux, exfolié et les artères sont thrombosées. C'est avec peine qu'on peut encore trouver quelques fibres élastiques bien conservées. Rares hémorragies du parenchyme.

Les artères de la rate et du foie sont malades également mais à un degré moindre.

L'aspect des altérations montre qu'il s'agit de néphrite interstitielle, de néphrite artérielle. De nombreux glomérules sont comprimés et quelques-uns sont atrophiés par l'exubérant tissu conjonctif. Le réseau artériel qui les entoure est déformé et les diverses anses sont conjointes par un tissu fibreux épais. Le tissu qui entoure les tubes urinifères apparaît également sclérosé. Beaucoup sont étranglés, atrophiés, ou n'existent plus. Par places, on aperçoit les cellules dégénérées et les lumières de quelques tubes obstruées par des cylindres hyalins ou granuleux. Seulement, de petites portions du tissu rénal sont anormales. Ces lésions, analogues à celles de la néphro-syphilose tardive de l'adulte, ne diffèrent guère des néphrites chroniques ordinaires d'origine infectieuse.

« La profondeur et la diffusion des altérations rénales, leur nature, leur aspect, nous induisent à admettre que déjà dans l'utérus maternel, tandis que les organes allaient se développant, la syphilis en attaquait la structure par la primitive altération des artères périphériques, dystrophies viscérales de l'artério-sclérose. » Massalongo estime pouvoir classer son cas sous l'épithète de : *Néphrite syphilitique fœtale.*

Observation XXXIV

(Résumée)

(Talamon et Lécorché, *loc. cit.*, p. 746)

Syphilis héréditaire tardive; atrophie rénale ; petits reins blancs, granuleux ; hypertrophie considérable du ventricule gauche. Mort par pneumonie fibrineuse et pleurésie diaphragmatique.

K. (Marie), quatorze ans et demi, accuse depuis quatre mois des douleurs vagues et une faiblesse générale qui l'oblige à garder le lit.

Actuellement, mêmes sensations. Langue épaisse. Inappétence. Un peu de fièvre depuis deux ou trois jours. Pneumonie de la base droite au début : matité, râles crépitants. Hypertrophie remarquable du cœur, avec frémissement cataire, sans souffle. Urines claires, légèrement albumineuses. T. R. : 39°.

Deuxième jour. — T. R. : 40°. Dyspnée plus vive ; douleurs précordiales. Cœur violent, précipité, mais régulier. Souffle tubaire et râles crépitants. Quantité d'urine : 100 cc., incolore, légèrement albumineuse. Pas d'œdème.

Troisième jour. — T. : 39°6. Dyspnée et agitation augmentent. Le soir, orthopnée, face livide, lèvres violettes. Respiration précipitée et irrégulière. Pouls filiforme. Folie cardiaque.

Quatrième jour. — Mort au matin.

Autopsie. — Pneumonie fibrineuse de la base du poumon droit et pleurésie diaphragmatique. Enorme hypertrophie du ventricule gauche, concentrique. Foie induré avec deux noyaux caséeux sur la surface convexe. Rate petite, indurée, avec épaississement fibroïde de l'enveloppe.

« Les deux reins sont absolument atrophiés et mesurent 4 centimètres de hauteur sur 2 de largeur. La capsule épaissie, très adhérente, ne s'enlève qu'en arrachant des parcelles de tissu rénal. Le rein gauche est d'une coloration blanchâtre, plus marquée sur la face antérieure que sur la postérieure ; cette coloration occupe toute la substance corticale amincie et ne mesure plus que 2 millimètres à la base de ce qui reste des pyramides ; la surface est lisse ou finement granuleuse. Les pyramides ont à peu près disparu ; les calices, peu dilatés d'ailleurs, arrivent immédiatement au contact de l'écorce. Les bassinets et les uretères sont d'apparence normale. Le rein droit est de volume semblable au gauche ; la capsule est adhérente, mais la surface est d'un gris rougeâtre, plus granuleux qu'à gauche, mais entremêlée de parties offrant la même couleur blanchâtre. De ce côté aussi, la substance pyramidale n'existe pour ainsi dire plus. Vessie normale.

» Bien que nous n'ayons aucun renseignement sur les antécédents, ni sur l'existence d'une syphilis paternelle ou maternelle, nous croyons que l'aspect du foie et des nodules caséeux qui s'y trouvaient sont suffisamment caractéristiques pour permettre d'affirmer la nature syphilitique des lésions du rein. »

Nous ajouterons qu'à l'œil nu, au moins, la solution d'iode ne donnait pas la réaction de la dégénérescence amyloïde.

Observation XXXV

(Résumée)

(TALAMON et LÉCORCHÉ, *loc. cit.*, p. 748)

Syphilis héréditaire probable. — Petits reins rouges, granuleux et contractés ; hypertrophie totale du cœur ; péricardite partielle ; insuffisance mitrale.

C... (Eugénie), cinq ans et demi, n'a eu ni scarlatine, ni rougeole, ni gourmes. Malade depuis onze mois ; à cette époque, fut soignée pour une congestion pulmonaire qui dura un mois environ. Depuis cette époque, battements de cœur très violents.

Il y a deux mois, œdème des membres inférieurs et du ventre, avec phénomènes cérébraux : trois jours sans connaissance avec des convulsions des yeux, mais sans mouvements convulsifs des membres. Depuis lors, œdèmes fugaces passagers à la face, aux mains, aux pieds. Depuis quinze jours, ventre enflé de nouveau, jambes œdématiées.

Etat actuel. — Jaunâtre. Face et paupières légèrement bouffies ; œdème inférieur jusqu'au haut des cuisses. Ventre gonflé et tendu. Pas de sensation de liquide. Veines superficielles dilatées. Foie gros, cœur hypertrophié. Souffle intense en jet de vapeur au premier temps et à la pointe. Urines rares et foncées, donnant un abondant précipité d'albumine.

Quinze jours après, œdème disparu ; foie moins gros. Urines plus claires et plus abondantes, mais toujours aussi fortement albumineuses.

Ensuite, coryza ; le lendemain, laryngite avec toux sèche ;

puis bronchite ronflante ; broncho-pneumonie occupant les deux poumons. Pas d'œdème.

Deux jours plus tard, somnolence demi-comateuse, avec mouvements convulsifs des yeux. Mort le lendemain matin.

Autopsie. — « Les reins sont petits, ratatinés ; le gauche est de moitié plus petit que le droit et mesure à peine cinq centimètres de long. Capsule s'enlevant difficilement. Surface grenue, granuleuse, lobulée, pas de kystes. Coloration d'un rouge vif. Sur une coupe, consistance ferme, fibreuse. La susbstance corticale a presque totalement disparu ; dans certains points, elle est représentée à la base des pyramides par une mince bande de tissu d'un millimètre à peine. Le rein droit est moins atrophié ; mais il est absolument déformé, lobulé, traversé par des sillons profonds qui forment des dépressions fibreuses dans l'épaisseur de l'écorce ; même coloration rouge vif ; pas de kystes. »

Uretères dilatés, cœur énorme, l'hypertrophie portant sur les deux ventricules. Insuffisance mitrale. Plaque de péricardite filamenteuse et adhésive à la face antérieure. Bronchopneumonie à noyaux disséminés. Foie volumineux, induré et fibreux. Rate ferme, dure, noirâtre, de consistance presque cirrhotique.

Talamon et Lécorché rapprochent ce cas du cas précédent, comme exemple de petit rein contracté avec hypertrophie du cœur dans la première enfance. « Ici encore le foie et la rate étaient durs et cirrhosés ; mais il n'existait aucune trace de gommes caséifiés, et nous n'oserions pas rapporter dans ce cas à la syphilis héréditaire l'atrophie rénale, bien que, par analogie, cette étiologie nous paraisse la plus probable. En tout cas, l'enfant n'avait eu ni scarlatine ni fièvre éruptive, et toute autre cause de lésion rénale fait défaut. »

C. — Gastro-entérique chronique.

Nous avons déjà cité Kfellberg, à propos de la diarrhée infantile. Parrot et Robin, étudiant les modifications de l'urine dans l'athrepsie, ont constaté que l'albuminurie est constante dans l'athrepsie confirmée ; mais elle n'a pas toujours la même intensité et ne se trouve pas toujours à la même période. Quand la marche est chronique, elle n'apparaît qu'au moment ou l'amaigrissement devient très sensible, l'alimentation étant à peu près nulle ; mais, contrairement à ce qui a lieu dans les cas rapides, elle décroît aux approches de la mort, comme si l'organisme n'avait plus rien à perdre.

Fischl a trouvé treize fois l'albuminurie des cylindres hyalins et des cellules épithéliales dans l'urine des individus atteints de diarrhée chronique.

Felsenthal et Bernhardt ont remarqué qu'au début, la quantité d'urine n'est pas diminuée ; c'est vers la fin de la maladie seulement, quand les petits enfants refusent toute nourriture, que l'oligurie s'observe qui peut aller jusqu'à l'anurie presque complète.

III. — Albuminurie dans les infections locales

Ewen, Trude, Reverdin, Verneuil, ont été les premiers à signaler des cas de furoncles, d'anthrax accompagnés, sans qu'il y ait eu infection préalable de tout l'organisme, d'albuminurie et de microbisme des urines.

Les néphrites engendrées de la sorte peuvent être plus ou moins graves et évoluer en quelques jours ; d'autres fois, les lésions sont plus accentuées et la néphrite persiste plusieurs jours. D'autres fois enfin, les lésions peuvent persister à l'état chronique.

Henoch en rapporte deux exemples observés chez des enfants.

Grassard a consacré sa thèse (Montpellier) aux néphrites consécutives aux infections locales.

Observation XXXVI
(Résumée)
(HENOCH, *The Lancet*, 1889, 29 juin)
Pérityphlite avec albuminurie

Un garçon de dix ans est atteint d'une pérityphlite. La maladie évolue normalement quand, trois jours après la guérison, de l'œdème avec albumine abondante dans les urines apparaît brusquement. Pendant le cours de la maladie, l'urine avait été normale. Au bout de vingt jours, guérison complète sous l'influence du traitement.

Observation XXXVII
(Résumée)
(HENOCH, *The Lancet*, 1889, 29 juin)
Phlegmon du bras avec albuminurie

Un enfant de dix ans est atteint d'un phlegmon du bras qui dure trois semaines. Trois jours après la guérison, on voit apparaître de l'œdème aux paupières, de la dyspnée, beaucoup d'albumine et des cylindres dans les urines. Guérison complète en quinze jours.

Dans ces deux cas, le pronostic a été bénin ; mais il n'en est pas toujours ainsi, et l'on a signalé des cas de néphrites par infection localisée (abcès à la jambe, blessures des mains) ayant entraîné des accidents mortels.

Enfin les infections locales sont souvent la cause d'une recrudescence, d'une poussée aiguë de néphrite dans le cas de reins déjà lésés.

CHAPITRE II

EVOLUTION ULTÉRIEURE DE L'ALBUMINURIE

Nous avons indiqué, dans le chapitre précédent, au sujet de chacune des infections étudiées dans leurs rapports avec l'albuminurie, quels étaient les différents aspects cliniques de cette albuminurie et comment elle évoluait.

On a pu voir qu'il est possible de mettre en évidence, par un coup d'œil d'ensemble, les caractères d'unité suivants.

On doit distinguer :

1° Une albuminurie fébrile, presque constante, ordinaire-ment peu abondante et passagère, qui disparaît avec les phé-nomènes aigus de l'infection. C'est une manifestation régu-lière, commune à tous les processus fébriles.

2° Une albuminurie secondaire, moins fréquente, plus abon-dante et plus tenace, survenant à la fin de la période d'état de l'infection causale, et qui a la valeur d'une complication. Elle est due à une néphrite aiguë.

Entre ces deux formes d'albuminurie, il existe de nombreux intermédiaires ; la seconde se relie sans doute à la première, qui en favorise la production.

3° Une albuminurie persistante due à une néphrite chro-nique.

Cette classification contient en elle les conclusions à tirer au point de vue de l'évolution ultérieure de l'albuminurie.

Dans les urines d'un malade atteint d'une infection aiguë, on trouve de l'albuminurie dès les premiers jours :

Cette albuminurie peut :

a) Ou bien disparaître sans laisser de traces;

b) Ou bien persister faiblement et s'aggraver vers la fin de la période d'état. Il y a alors complication rénale, il y a néphrite aiguë.

Trois éventualités sont ici possibles :

a) Ou bien l'albuminurie disparaîtra plus ou moins lentement suivant la nature de l'infection, et ne reparaîtra plus ensuite. La néphrite sera guérie;

b) Ou bien l'albuminurie persistera de façon constante à un taux variable. Il y a transformation de la néphrite aiguë en néphrite chronique;

c) Ou bien après disparition souvent très longue, des années même, l'albuminurie réapparaît soit seule, soit accompagnée d'autres signes de néphrite. Ici encore, après une période de latence parfois considérable, la néphrite chronique est installée.

Ces deux dernières éventualités, réalisant la néphrite chronique d'origine infectieuse, ont été longtemps considérées comme rares. Une telle opinion ne saurait plus être admise aujourd'hui, surtout quand il s'agit de scarlatine et de fièvre typhoïde. C'est là d'ailleurs un fait commun que l'échéance éloignée d'une maladie antérieure. Landouzy a fréquemment insisté sur ce point à propos de la dothiénenterie et des myocardites; Siredey a également étudié les altérations du foie qui peuvent résulter d'une maladie infectieuse.

Aussi, sans retracer tous les arguments que Sinègre a hiérarchisé dans sa thèse, adopterons-nous à notre tour l'idée soutenue par M. le professeur Baumel, que la néphrite albumineuse chronique reconnaît comme cause, dans le plus grand nombre de cas, une maladie générale antérieure.

Nous serons d'ailleurs d'accord avec West, Landouzy, Dieulafoy, Bouchard, et Lécorché et Talamon, lorsqu'ils affirment « qu'il n'existe pas une seule observation où l'action du froid humide puisse être incriminée comme cause unique d'une néphrite chronique. » Le froid est ainsi ramené à la simple valeur d'une cause occasionnelle.

Il est loin d'être toujours facile de retrouver dans les antécédents des malades l'infection qui est à l'origine de leur néphrite chronique. Nous en donnons ici deux exemples nouveaux. :

Dans l'un, l'absence complète de renseignements légitime toutes les incertitudes. Dans le second, on trouve une scarlatine ancienne, mais au cours de laquelle aucun examen d'urines n'a été fait ; survient une broncho-pneumonie : on trouve de l'albuminurie. Est-elle sous la dépendance de l'affection aiguë actuelle, ou de la scarlatine ancienne ? Cette dernière hypothèse semble la plus vraisemblable ; c'est en effet toujours sur la *scarlatine* qu'il faudra diriger ses investigations quand on fouillera le passé pathologique d'un néphritique.

Observation XXXVIII

(Inédite)

(Recueillie dans le service de M. le professeur Baumel, par M. le docteur Andrieux, chef de clinique.)

Adolphe I..., six ans, originaire de Nimes, orphelin, recueilli par des dames charitables, entre le 26 octobre 1899, pour une albuminurie ancienne, dans le service de M. le professeur Baumel. Il occupe le n° 5 de la salle des garçons.

Antécédents héréditaires. — Mère morte de cause inconnue. Père bien portant. Le petit malade a un frère et une sœur, cette dernière en mauvaise santé.

Antécédents personnels. — Pas de renseignements. Manifestations actuelles d'une ophtalmie granuleuse à début ancien.

Maladie actuelle. — Depuis deux ans environ, un médecin de Nimes a constaté de l'*albumine* dans les urines ; la quantité s'est élevée parfois à 7 grammes par litre. Soumis ordinairement au régime lacté, sitôt que ce dernier était interrompu, des vomissements apparaissaient, et l'œdème généralisé, d'ailleurs permanent, augmentait manifestement.

27 octobre 1901. — Le malade, que nous voyons pour la première fois, ne tousse pas, n'a pas de diarrhée ni de vomissements. Il n'accuse aucune gêne ni douleur. A l'inspection, nous notons que les paupières supérieures sont boursouflées, ce qui peut tenir ou à l'ophtalmie ou à l'albuminurie. Les jambes sont enflées, et la pression du doigt détermine la formation du godet jusqu'au-dessus du genou. Le ventre est gros avec matité dans les parties déclives, ce qui indique bien la présence d'un peu de liquide dans la séreuse péritonéale.

A la percussion, le foie est douloureux, augmente de volume ; il déborde les fausses côtes d'un bon travers de doigt. L'auscultation du cœur donne un souffle au premier temps à la pointe, souffle d'insuffisance mitrale. Albumine, 5 grammes par litre.

Traitement : régime lacté absolu.

Eau de lactophosphate de chaux, 40 grammes.

Teinture de digitale, IV gouttes matin et soir.

28 octobre. — Albumine, 4 gr. 75 par litre. Urine, 1200 cc.

3 novembre. — Albumine, 2 gr. par litre. Urine, 800 cc.

4. — Albumine 2 gr. par litre. Urine, 1200 cc. Amélioration des bruits du cœur.

8. — Albumine, 6 gr. 50. Urine, 1500 cc. Premier bruit soufflé, deuxième bruit claqué.

9. — Albumine, 6 gr. 25.

10. — Albumine, 6 gr.

11. — Albumine, 6 gr. Urine, 900 cc.

14. — Jusqu'au 14 novembre inclusivement, le taux de l'albumine reste aux alentours de 6 gr.

15. — Albumine, 6 gr. 25. Urine, 850 cc.

16 novembre. — Albumine, presque 7 gr.

19. — Albumine, 2 grammes. Il y a une diminution sensible, mais passagère, car on note :

20. — Albumine, 6 grammes. A l'auscultation du cœur, on trouve des bruits normaux. On note de l'hypertrophie du cœur gauche.

28. — Albumine, 7 grammes. Urine, 750.

1-6 décembre. — Albumine, 5 à 6 grammes.

6. — Albumine, 4 grammes. Urine, 825.

11. — Albumine, 7 grammes. Urine, 2000 cc. Il y a donc une augmentation très marquée de la quantité d'urine, mais une quantité d'albumine par jour considérable, puisqu'elle est égale à 14 grammes.

Même chose jusqu'au 15 décembre.

15. — Albumine, 8 grammes.

17. — Albumine, 9 grammes.

21. — Albumine, 9 grammes. Urine, 800 cent. cub. Sonorité abdominale à gauche, matité à droite. Circonférence du ventre au niveau de l'ombilic : 56 centim. Submatité dans la gouttière costo-vertébrale gauche. Quelques râles sous-cré-

pitants avec aspiration prolongée à gauche et en arrière.

Traitement : iodure de potassium 0 gr. 50 par jour.

6 janvier 1900. — Albumine, 4 grammes.

8. — Albumine, 3 g. 50.

On note du gonflement des paupières, mais il est dû à la conjonctivite granuleuse. L'œdème des jambes a notablement diminué. Les bruits du cœur sont à peu près normaux.

On trouve à l'angle du maxillaire inférieur droit un ganglion du volume d'un œuf de pigeon et des ganglions sous-maxillaires moins volumineux. Toutes les troisièmes molaires sont sorties, mais la troisième inférieure droite n'a pas fini son évolution extra-maxillaire, les pointes postérieures en partie recouvertes par la muqueuse gingivale. La deuxième incisive latérale droite inférieure est en évolution extra-maxillaire ; la deuxième incisive latérale supérieure gauche manque.

On supprime l'iodure de potassium.

12 janvier. — Albumine, 5 gr. 50.

14. — Albumine, 8 gr. 50.

16. — Albumine, 5 grammes.

Examen du cœur : souffle au premier bruit à la pointe (insuffisance mitrale). Premier bruit soufflé à l'orifice aortique. Les bruits sont faiblement claqués à ce niveau. A l'artère pulmonaire, les claquements valvulaires sont plus énergiques.

Remarque. — Les notes régulières prises au sujet de ce malade s'arrêtent au 16 janvier 1900 ; mais le petit malade est resté longtemps encore à l'hôpital, présentant des variations assez marquées dans la quantité d'albumine émise, sans toutefois dépasser 9 grammes par litre ni tomber au-dessous de 3 gr. 50.

Observation XXXIX

(Inédite)

(Recueillie par M. le docteur Guibal, de Castries)

Scarlatine. — Albuminurie. — Broncho-pneumonie

Elie M..., âgé de quatre ans, tombe malade le 19 janvier 1902. L'enfant, depuis quelques jours, est devenu triste, a délaissé ses jeux, ne mange plus, a de la fièvre le soir.

A l'examen, je ne trouve rien au poumon ni au cœur ; l'abdomen est un peu tendu ; l'enfant n'a pas été du corps depuis deux jours ; les urines sont rares, l'enfant éprouve de la difficulté à uriner. La température est assez élevée.

Comme antécédents, scarlatine il y a un mois, guérison depuis quinze jours. Cette scarlatine n'ayant pas été traitée dans le pays, il m'est impossible de savoir s'il y a eu de l'albumine dans les urines au cours de cette maladie.

Je fais faire alors une analyse d'urine qui y décèle des flots d'*albumine*.

Comme traitement, j'institue le régime lacté absolu. On fait de larges applications de teinture d'iode à la hauteur des reins, et je donne en vingt-quatre heures 0 gr. 25 de calomel en trois doses.

21 janvier. — Le calomel a été pris hier ; il en est résulté deux selles. Sous l'influence du lait les urines ont peu augmenté ; elles contiennent toujours autant d'albumine. Le ventre est meilleur. A l'auscultation, je trouve un peu d'obscurité aux bases des poumons.

22. — Plus rien du côté du ventre. Urines plus abondantes. Toujours de l'albumine. A l'auscultation, les deux poumons sont remplis de râles fins et secs, ayant leur maxi-

mum aux bases et s'étendant aux tiers inférieurs et moyens du poumon; il y a une dyspnée assez intense. Le facies est rouge, le pouls ralenti et la température monte à 40°. L'enfant a une toux sèche. Il y a toujours de l'albumine dans l'urine. Je diagnostique une broncho-pneumonie et je fais appliquer sur la poitrine, en arrière, des cataplasmes sinapisés quatre fois par jour.

23. — Les poumons sont envahis en entier. La dyspnée est intense. Les râles fins et crépitants éclatent par bouffées. La congestion pulmonaire est au maximum. Le pouls très rapide à 170. La température à 40°2.

On continue les cataplasmes de farine de lin fortement saupoudrés de moutarde quatre fois par jour; on les laisse une demi-heure à demeure.

Potion avec :
    Kermès . . . . 0 gr. 10
    Sirop de polygala . . . . . 20 grammes
    Julep . . . . 100 grammes

Enveloppement ouaté des membres inférieurs.

24. — État stationnaire. Toujours de l'albumine, mais moins. T. 39°8.

25, 26, 27. — La congestion du poumon, quoique moins violente, se maintient toujours. Il y a de l'albumine dans l'urine, mais moins qu'au début. T. entre 39° et 40°. P. 130-150.

28. — A l'auscultation, les râles paraissent moins secs, moins fins ; ils sont plus gros, plus humides. La T. descend, le soir, pour la première fois, à 38°8. La toux est moins sèche, moins quinteuse. Les urines ne montrent pas l'albumine à gros flocons; elles ne contiennent qu'un simple trouble, mais encore accentué.

Le kermès est toujours continué. J'ajoute une potion avec de l'extrait de kola et de quinquina, de l'élixir de Garus, X gouttes de teinture de digitale et un julep.

29. — T. 38°5 le soir. Les râles deviennent plus humides, la respiration est beaucoup moins oppressée. La toux est grasse; on sent qu'elle détache les mucosités bronchiques. Rien que quelques traces légères d'albumine.

30. — Même état.

31. — Plus de trouble quand on chauffe les urines. Vomitif. T. 38° le soir. A l'auscultation, gros râles humides. Il n'y a presque plus d'oppression. Je donne une potion avec:

> Terpine . . . .   0 gr. 75
> Sirop de tolu . .   . .   30 grammes
> Sirop capillaire . . . .   30 grammes
> Julep. . . . . . . q. s. p. 200 grammes

à prendre en quarante-huit heures.

1 et 2 février. — La T. descend, les gros râles sont plus espacés, moins nombreux à l'auscultation; plus de dyspnée. L'état général de l'enfant s'améliore; les cataplasmes sinapisés sont cessés. Je commence à l'alimenter.

3 et 4. — Le mieux s'accentue. La potion à la terpine est renouvelée.

6. — L'enfant est complètement rétabli. Je fais faire l'analyse des urines: elles ne contiennent plus d'albumine. J'alimente l'enfant, qui peut sortir le 12 février et qui, depuis, se porte à merveille.

Mentionnons enfin l'*albuminurie intermittente*. On observe fréquemment des enfants qui ont de temps en temps de l'albuminurie, tout en jouissant d'une bonne santé en apparence et sans présenter d'autre signe de mal de Bright. Chez quelques-uns même, il existe une tendance au mal de tête et aux syncopes; chez d'autres, aucune altération de la santé.

CHAPITRE III

ANATOMIE PATHOLOGIQUE
ET PATHOGÉNIE

Nous retrouverons ici la même classification que dans le chapitre précédent, et nous chercherons à mettre également en évidence la filiation anatomo-pathologique entre la néphrite infectieuse ordinaire et la néphrite chronique comme nous avons montré la filiation clinique.

1º ALBUMINURIE FÉBRILE. — Ces deux caractères communs au groupe des maladies infectieuses en cause sont : a) la fièvre ; b) la présence de parasites morbides en un point quelconque de l'organisme. C'est à l'influence directe ou indirecte de la fièvre, ou à l'action des microbes sur le rein que l'albuminurie a été tour à tour attribuée.

Pour les uns, la fièvre agit sur le sang ; elle en modifie la composition chimique et rend l'albumine du sang plus diffusible : diminution des chlorures (Heller), augmentation de l'urée et de l'acide urique (Senator), etc.

Pour d'autres, la fièvre agit soit par l'intermédiaire des vaso-moteurs, soit par affaiblissement direct de la systole ventriculaire sur la circulation rénale. Leyden et Eckstein accusent l'hyperthermie de désorganiser directement le filtre rénal ; enfin, pour Bouchard, le passage des microbes contenus dans le sang et éliminés par le rein constitue la cause réelle de l'albuminurie dans toutes les maladies parasitaires :

il y a altération de l'épithélium, du filtre rénal, et la preuve en est que les microbes se retrouvent toujours avec l'albumine.

Talamon et Lécorché nous semblent donner l'interprétation pathogénique la meilleure : « L'albuminurie précoce des maladies aiguës, écrivent-ils, ne relève que d'un trouble nervo-vasculaire. Toute affection aiguë a pour premier effet une perturbation générale.... qui se traduit du côté du rein par le symptôme albuminurie..... C'est une albuminurie par stase, avec diminution de la vitesse et diminution de la pression sanguine, elle reconnaît le même mécanisme que l'albuminurie cardiaque. L'abaissement de la pression détermine la diminution de l'eau urinaire ; le ralentissement du courant amène l'altération trophique des épithéliums glomérulaires et l'albuminurie. Suivant la durée et l'intensité de l'engorgement vasculaire et de la gêne circulatoire, on comprend que l'albuminurie sera plus ou moins persistante, plus ou moins abondante. L'engorgement peut aller jusqu'à la rupture vasculaire et jusqu'à l'hématurie, sans qu'il soit encore nécessaire de faire intervenir ni l'infection parasitaire, ni l'hyperthermie. »

Les lésions sont alors celles que Talamon et Lécorché décrivent sous le nom de *néphrite aiguë vasculaire*. Le rein est volumineux et congestionné ; les glomérules de Malpighi apparaissent à la coupe comme des points rouges. Au microscope, on trouve de la glomérulite desquamative, avec exsudat albumineux dans l'intérieur de la capsule, exsudat granuleux mélangé de globules rouges ou de leucocytes. Mais les lésions portent, en outre, sur tout le parenchyme rénal : altérations des cellules des tubuli, œdème exsudatif dans les espaces interstitiels (Hortolès), artérite, enfin catarrhe des tubes droits et des tubes collecteurs.

2° *Albuminurie par néphrite aiguë parasitaire.* — Ici, l'infection microbienne et l'hyperthermie viennent compliquer et aggraver les lésions dues aux troubles vasculaires. Les lésions sont plus profondes sans qu'il soit encore possible d'établir une ligne de démarcation nette entre les modifications d'origine purement vasculaire et les altérations d'origine bactérienne.

Les reins sont hypertrophiés, lourds, de consistance mollasse, de teinte gris jaunâtre, ponctuée de taches ecchymotiques. Au microscope, les lésions sont celles de la néphrite aiguë vasculaire. La présence des microbes se reconnaît surtout dans la cavité des vaisseaux, les anses glomérulaires, les capillaires ; il y sont amassés et accumulés ; on les trouve aussi disséminés dans le tissu interstitiel.

3° ALBUMINURIE PAR NÉPHRITE CHRONIQUE. — Nous avons montré cliniquement la néphrite chronique faisant suite à la néphrite aiguë ; anatomiquement, il faut montrer que les ésions de l'une sont logiquement et en fait la conséquence des lésions de l'autre. Or, glomérulite et lésions de l'épithélium, tel est le résumé anatomique de la néphrite infectieuse ; à quelle néphrite donneront-elles lieu ? Evidemment à une néphrite dans laquelle elles continueront d'évoluer côte à côte, les lésions vasculaires entraînant une irritation du tissu interstitiel, les lésions épithéliales progressant jusqu'à l'oblitération des tubuli. Or cette néphrite existe : c'est le « gros rein blanc » de Bright, et c'est précisément sous la forme de gros rein que s'est montré la néphrite chronique que nous étudions (Gilles).

Il existe toutefois des formes, nous ne dirons pas mixtes, mais bien intermédiaires, phases de l'évolution de la néphrite aiguë, du gros rein aigu tacheté.

C'est d'abord le *gros rein mou bigarré*, rouge et gris, qui établit la transition avec le gros rein blanc.

Le *gros rein blanc* se réalise si la transformation se continue de façon aiguë ; c'est une forme terminale précoce du processus brightique, incompatible avec la vie. Les lésions du stroma et des glomérules sont les mêmes que dans le gros rein non bigarré : il y a dégénérescence graisseuse généralisée de l'épithélium tubulaire, dégénérescence amyloïde des petits vaisseaux et des glomérules, anémie et stéatose de l'écorce. C'est une néphrite brightique surprise par la dégénérescence graisseuse et amyloïde.

Le petit rein contracté résulte du gros rein aigu tacheté si la continuation de l'évolution est chronique et plus lente. Soit d'une manière silencieuse, lente et progressive sans qu'à aucun moment il y ait des symptômes brightiques, ou bien par poussées successives, affectant une allure aiguë pendant un temps variable, chaque poussée étant suivie d'une période plus ou moins longue où l'évolution redevient chronique et reste compatible avec les apparences de la santé normale. En tous cas, le petit rein contracté ne résulte pas du gros rein blanc. On observe :

a) Le petit rein rouge contracté. — Atrophié, contracté, il présente une capsule épaissie, fibreuse ; le tissu conjonctif hyperplasié, épaissi et condensé, étouffe et remplace les canalicules urinifères ; çà et là, les glomérules apparaissent à des degrés divers d'atrophie ; les vaisseaux sont atteints d'artérite chronique. C'est le rein du mal de Bright à évolution longtemps latente.

b) Le petit rein blanc contracté. — Graisseux, blanc ou blanc-jaunâtre, avec dégénérescence amyloïde, il s'observe chez les sujets débilités, cachectisés par certaines maladies chroniques ; il reconnaît les mêmes causes que le gros rein blanc,

mais par stéatose et anémie sur un rein beaucoup plus anciennement lésé. Ce rein est plus rare que le précédent ; on le
rencontre cependant, et nous en rapportons un exemple :

Observation XL

(Résumée)

(HANFORD, *British med. J.*, 1890, 24 mai)

Cirrhose rénale consécutive à la scarlatine. — Petit rein blanc

A la Société pathol. de Londres, le docteur Hanford présente, avec coupes microscopiques, les reins d'une petite fille
morte à douze ans, ayant eu la rougeole à deux ans et demi, et
la scarlatine suivie d'hydropisie à trois ans.

Guérie de cette dernière affection, elle eut un état de santé
satisfaisant jusqu'à l'hiver dernier ; alors œdème de la face
et des extrémités, céphalalgie, vomissements, attaques épi-
leptiformes fréquentes, probablement de nature urémique.
Ces symptômes avaient disparu lorsque, onze jours avant son
entrée à l'hôpital, il y eut exacerbation de la maladie. Léger
œdème généralisé, pâleur cendrée, somnolence, œdème pulmonaire, péricardite sèche, rétinite albuminurique très
étendue sans trouble bien accusé de la vision. Pas de diarrhée.

Urine rare, de densité 1012, contenant 0 gr. 36 d'albumine. Pas de cylindres hyalins ou graisseux, mais de nombreux cylindres épithéliaux.

Mort six jours après.

Autopsie. — Cœur : hypertrophie du ventricule gauche.

Reins : le rein droit pesait deux onces et mesurait six cent.
et demi de long, sur un demi de large et trois cent. d'épaisseur ; le gauche pesait seulement demi-once et mesurait six

centimètres et demi de long, sur trois cent. et demi de large
et deux cent. et demi d'épaisseur. Capsule adhérente, difficile
à détacher; au-dessous, surface pâle et rugueuse.

A la coupe, la surface de section est pâle et l'on n'aperçoit
pas de distinction entre la substance médullaire et la substance corticale. On ne peut reconnaître les pyramides. Des
coupes histologiques montrent de la néphrite diffuse en partie
récente (infiltration abondante de leucocytes), en partie notable
très ancienne (tissu fibreux comprimant les tubuli et les
glomérules formant de vastes nappes de tissu cicatriciel).
Capsules des glomérules un peu épaissies, mais, au total, les
glomérules étaient la partie la moins atteinte. Tubuli comprimés et atrophiés dans les zones cicatricielles. Tunique
musculaire des artères très épaissie.

L'abondance de l'infiltration cellulaire rendait probable
cette hypothèse que la maladie n'avait pas progressé unifor-
mément, mais qu'une néphrite interstitielle subaiguë était
récemment venue se greffer sur un vieil état morbide ultérieur.

Les observations que nous avons citées au cours de l'étude
clinique à propos de syphilis héréditaire sont intéressantes à
consulter au point de vue anatomo-pathologique.

Enfin il est une forme d'albuminurie que nous avons mentionnée sous le nom d'*albuminurie transitoire* ou cyclique et
dont il y a lieu d'expliquer la pathogénie.

Dans la forme cylindrique, que nous avons mentionnée sous
la nom d'*albuminurie transitoire* par néphrite infectieuse,
Bouchard invoque l'existence dans le sang d'une façon per-
manente ou passagère, et sans qu'on puisse toujours les
découvrir nettement, d'agents infectieux qui, en s'éliminant
par le rein, irritent, par leur passage, l'organe, l'altèrent dans

sa structure, et sont ainsi cause de l'albuminurie. On trouve en effet une dégénérescence granuleuse des tubes contournés, avec parfois des hémorragies glomérulaires. Dès que la température tombe, lorsque les microbes sont éliminés, et que le sang n'en apporte plus au rein, celui-ci revient à l'état normal et l'albuminurie cesse.

Observation XLI

(Inédite)

(Recueillie par mon ami le docteur MONNIER)

Angine diphtérique. — Gommes tuberculeuses. — Néphrite

P. M... âgé de quinze ans.

Antécédents héréditaires. — Nuls. Parents, frères et sœurs bien portants.

Antécédents personnels. — A dix ans, a eu une angine diphtérique traitée par le sérum. A treize ans, a eu une véritable poussée de gommes tuberculeuses : une à la partie interne du bras droit, l'autre au bras gauche, deux au thorax.

État actuel. — 15 septembre 1902. — L'enfant est pris de vomissements après le repas du matin. Depuis ce jour, il a eu pendant une semaine des vomissements survenant après l'ingestion d'aliments, et s'est plaint de douleurs dans la région lombaire. Insensiblement est survenu un œdème des membres inférieurs, qui a fait place à de l'anasarque généralisée. La palpation rénale détermine de la douleur. Rien du côté respiratoire. Les urines sont rouges, foncées, en très petite quantité, 700 grammes au maximum en 24 heures.

L'analyse a donné une quantité considérable d'albumine que nous n'avons point dosée.

Nous ordonnons le repos au lit, et nous faisons appliquer quelques sangsues dans le triangle de J.-L. Petit.

Régime lacté absolu.

Quelques jours après, l'œdème des membres inférieurs a notablement diminué ; celui des bourses persiste pendant vingt-deux jours encore, puis disparaît. Les vomissements n'ont plus reparu.

Une deuxième analyse des urines note une diminution de l'albumine. Les urines toujours rares.

Nous donnons de la théobromine et le malade urine davantage.

Le malade n'a pas pu être suivi.

A quoi rattacher la néphrite dont a été atteint notre malade ? Certainement, lors des atteintes de diphtérie et de tuberculose cutanée, on n'a pas fait d'analyse des urines qui puisse permettre de rattacher la néphrite à l'une ou l'autre de ces deux maladies.

Mais nous n'hésiterons pas à rejeter l'idée d'une néphrite a frigore.

Dans le cours ou à la suite de la diphtérie, cet enfant doit avoir eu les reins touchés par l'infection diphtéritique ; et nul doute que la lésion n'ait été réveillée et aggravée par la tuberculose.

Une cause quelconque, le froid peut-être, a fait éclater la néphrite qui couvait chez notre malade depuis la première atteinte de diphtérie.

Cette observation est intéressante, à ce point de vue qu'elle démontre ce que nous avons essayé d'établir dans notre sujet, à savoir que toute néphrite chez l'enfant a une origine infectieuse.

CHAPITRE IV

DIAGNOSTIC

Nous avons maintes fois constaté, dans le cours des précédents chapitres, des discordances entre les résultats des différents auteurs. Cela tient à ce que les recherches sont insuffisamment faites. « Si l'albuminurie passe pour exceptionnelle dans les premières années de la vie, dit fort justement Le Gendre, c'est parce que la plupart des médecins ne la recherchent que dans les cas où l'existence d'œdème ou d'accès éclamptiques les y invite formellement. » On ne fait pas assez l'examen des urines ; la recherche de l'albumine devrait être le complément obligé de tout examen de malade, tant dans les maladies aiguës, fébriles, que dans les affections chroniques. Bref, l'examen des urines doit être systématiquement pratiqué.

On objecte, il est vrai, que, chez le nourrisson, on a une peine réelle à recueillir de l'urine pure, et souvent même il semble impossible d'en avoir ; on y arrive cependant en fixant un petit sac de baudruche au devant du méat, ou en mettant à demeure, pendant un temps variable, au devant de la vulve, un tampon de coton qui se chargera suffisamment d'urine pour que l'expression permette d'en faire couler une assez grande quantité dans un tube à essai.

Nous ne pouvons passer ici en revue les différents procédés de recherche et de dosage de l'albumine. Dans les diverses observations nouvelles que nous rapportons, l'examen rapide des urines a été fait d'abord par l'épreuve de la chaleur après addition de quelques gouttes d'acide acétique. Ensuite le dosage a été pratiqué à l'aide du réactif et du tube d'Esbach. Ces recherches étaient faites chaque jour au moins une fois.

L'examen microscopique du dépôt, obtenu beaucoup plus repidement par centrifugation, permettra de constater ou non la présence de cylindres, d'agents microbiens, de globules sanguins. On a voulu faire de l'albuminurie hémorragique un phénomène spécial à la scarlatine ; c'est une erreur, l'albuminurie avec hématurie peut se rencontrer dans toutes les maladies aiguës. La valeur pronostique que l'on accorde également à l'albuminurie hémorragique n'est pas plus fondée, en ce qui concerne l'évolution de la maladie en cours. Il en est de même de l'abondance de l'albuminurie.

On peut cependant redouter pour plus tard un mal de Bright chronique, car il est bien évident qu'une albuminurie hémorragique ou une albuminurie abondante indique un processus plus intense qu'une albuminurie légère. Encore une fois le pronostic n'est cependant pas absolu.

L'examen des urines devra être fait avec d'autant plus de soin que l'on aura retrouvé dans les antécédents une maladie infectieuse aiguë, surtout quand cette affection aura été la scarlatine. Il est également du devoir de tout malade antérieurement atteint de scarlatine, de prévenir le médecin qui le soigne pour une affection nouvelle, quelle qu'elle soit, et quelle que soit l'ancienneté de la scarlatine.

L'albuminurie une fois reconnue, il faut reconnaître si elle est pathologique. Reconnue au cours d'une affection aiguë, la relation causale ne saurait être méconnue qui la rattache à la maladie actuelle. Il en va autrement quand il s'agit d'un

s'agit d'un sujet en apparence bien portant, et qui, sauf l'albuminurie, ne présente aucun symptôme de lésion rénale. On
peut alors penser à :

a) L'albuminurie physiologique. — Nous avons dit à l'intro-
duction ce qu'il en faut penser chez le nouveau-né ; chez
l'enfant, malgré les statistiques de Le Roux, Fürbringer, on
ne saurait admettre, que dans des conditions exceptionnelles,
une albuminurie physiologique. Trop de causes sont réunies
dans les agglomérations d'enfant qui peuvent expliquer l'altération des urines, et le plus souvent on retrouvera les éléments
anamnestiques d'un diagnostic de néphrite latente.

b) L'albuminurie alimentaire.

c) L'albuminurie cyclique, avec forme orthostatique.

CHAPITRE V

TRAITEMENT

Le traitement sera prophylactique et hygiénique, alimentaire, enfin médicamenteux.

Traitement prophylactique et hygiénique. — Dans le cours d'une maladie infectieuse quelconque, on recommandera d'éviter les refroidissements et l'emploi de certains médicaments nuisibles pour les reins, et on empêchera les sorties prématurées.

Pendant la période aiguë, le malade, atteint déjà d'albuminurie, ou pas encore, enveloppé de flanelle, gardera le lit, avec une ou deux boules d'eau chaude pour maintenir la chaleur, surtout au niveau des reins.

Une fois la phase aiguë terminée, on recommandera toujours le repos au lit, car les reins restent certainement sensibles pendant longtemps après une attaque de néphrite infectieuse, scarlatineuse surtout.

Le repos au lit diminue la congestion rénale, tandis que la marche, la fatigue ont une influence fâcheuse sur les albuminuries et les néphrites aiguës de quelque nature qu'elles soient.

Ils éternisent l'œdème et l'albumine, provoquent des rechutes et facilitent le passage à la chronicité.

Traitement alimentaire. — La première indication sera de choisir un aliment aussi peu toxique que possible, et ce médicament c'est le lait qui contient peu de potasse, peu de matières organiques, assez pour subvenir à l'entretien du corps, et qui possède, en outre, des principes diurétiques, qu'on peut rendre plus puissants en ajoutant de la lactose. Lorsqu'il y a de l'insuffisance urinaire, on pourra donner aux malades de l'eau en abondance, mais par petites quantités fréquemment répétées.

Dans la néphrite chronique, quand il y a albuminurie sans symptômes aigus ou subaigus, il faut placer le malade dans les meilleures conditions de vie.

Un long séjour au lit et une diète lactée prolongée, comme la vie confinée, sont une erreur. Régime varié, composé surtout de végétaux, œufs, lait, vie au grand air dans un climat chaud, sont à conseiller, ainsi que les frictions sèches pour stimuler la peau, et il faut éviter le régime carné et les refroidissements, qui amèneraient une récidive et, par suite, le repos au lit et le régime lacté.

Traitement médicamenteux. — Nous considérerons deux sortes de traitement médicamenteux.

Et d'abord le traitement de l'affection causale, de la maladie infectieuse, traitement qui variera avec la maladie.

La quinine dans le paludisme, les bains tièdes, les enveloppements humides et la potion d'ipéca dans la broncho-pneumonie; les antidiarrhéiques et les antiseptiques dans la gastro-entérite, etc., etc., en même temps qu'ils font disparaître la maladie, peuvent guérir l'albuminurie, aidés sans doute par le lait qui agit comme diurétique.

Contre l'albuminurie et les néphrites proprement dites consécutives aux maladies infectieuses, contre celles qui persistent même lorsque la maladie aiguë est guérie, ou qui reviennent ou ne se révèlent que plus tard, on s'en tiendra au lait et aux tisanes.

Contre les néphrites aiguës et les accidents de l'urémie, en sus du lait on pourra employer les purgatifs drastiques (scammonnée, salade), qui, en « *faisant pleuvoir* » dans l'intestin, expulsent les poisons contenus dans le tube digestif.

Chaque fois qu'un enfant urine peu, on peut se servir de lavements froids pour activer la diurèse. M. Legendre en fait donner jusqu'à dix, douze par jour, et même un toutes les deux heures, en cas d'urgence. Dans l'anurie, les injections de sérum artificiel. Les sudorifiques ont peu de valeur ; outre qu'ils éliminent peu les poisons, ils diminuent la sécrétion urinaire. Les accidents aigus et urémiques seront combattus en outre par l'application de ventouses scarifiées sur la région lombaire, ce qui remplace la saignée chez les enfants Renaut (de Lyon) a démontré qu'il suffit d'enlever une petite quantité de sang du rein pour diminuer l'œdème péritubulaire et périglomérulaire, et rétablir la sécrétion compromise mécaniquement. Les inhalations d'oxygène, le benzonaphtal ou le naphtol sont encore employés pour combattre l'auto-intoxication.

Comme diurétiques médicamenteux, ne retenons que le citrate de caféine. Tous les autres peuvent être nuisibles et ajouter leur intoxication propre aux autres poisons de l'organisme avant d'avoir réussi à forcer la barrière rénale.

La caféine sera donnée en injection sous-cutanée pour éviter les vomissements.

Dans le mal de Bright, peu ou pas de médicaments, telle doit être la règle. On se sert, depuis quelque temps, de sels de strontium. Mais ils ne donneraient que des résultats passagers.

Dans quelques cas, on se trouvera bien de l'usage de l'iode sous forme d'iodure de fer ou de sirop iodo-tannique, de la kola granulée, surtout chez les enfants anémiques, cachectiques.

Mais c'est surtout l'hygiène et le régime qui feront le plus.

Formuler le vœu, en terminant ce chapitre, que le médecin traitant engage formellement tout malade qui a eu une néphrite, ou de la simple albuminurie dans le cours ou à la suite d'une fièvre infectieuse, à rappeler ce fait au médecin, chaque fois qu'il sera malade.

Ce sera rendre service à l'enfant lui-même et ainsi qu'au médecin traitant une nouvelle maladie.

CONCLUSIONS

L'albuminurie, chez l'enfant, est chose très fréquente.

Elle apparaît : 1° Pendant la phase aiguë d'une maladie infectieuse; 2° Pendant la convalescence; 3° Plusieurs jours, quelques mois, des années même après.

La bénignité de la maladie n'est pas en rapport avec l'albuminurie. Avec une infection bénigne, on peut avoir une néphrite grave, mortelle même.

La néphrite peut exister sans albuminurie.

L'albuminurie évolue vers : 1° la guérison; 2° la chronicité; 3° la mort parfois.

Un enfant qui, après une première atteinte d'albuminurie, sort en apparence guéri, ne l'est pas radicalement. Il est sous le coup de nouvelles atteintes. Son rein est touché et reste une menace.

Cet enfant est un candidat sérieux au mal de Bright. Plus d'une néphrite chronique diagnostiquée a frigore chez l'adulte n'est pas autre chose que le souvenir qu'a laissé la scarlatine, la fièvre typhoïde, etc., de l'enfant.

Nécessité absolue d'analyser journellement les urines des enfants fébricitants et de prendre des mesures prophylactiques et hygiéniques pendant, après la maladie et durant la vie tout entière.

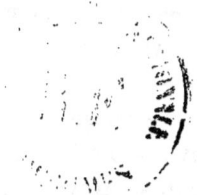

INDEX BIBLIOGRAPHIQUE

ARNAUD. — Contribution à l'étude de la néphrite varioleuse (Th. Paris, 1887).

ATGER. — Contrib. à l'ét. de la néphrite ourlienne (Th. Montpellier, 1899).

ASHBY. — Le mal de Bright chez les enfants (Ann. de méd. et de chir. infantile, 1er janv. 1902).

BARBIER. — Et. clin. de l'albuminurie diphtéritique et de sa valeur séméiologique (Th. Paris, 1888, n° 71).

BAUMEL — Soc. des sc. méd. (Nouveau Montpellier Médical, 1892, et Leçons cliniques).

BINET. — Notes d'urologie clinique infantile (Rev. méd. de la Suisse romande, 20 septembre 1890).

CADET DE GASSICOURT. — Traité clin. des maladies de l'enfance, t. III.

CANCEIL. — Contribution à l'étude de la néphrite paludéenne (Th. Montpellier, 1899).

CAPITAN. — Th. 1883. Rech. expér. sur les alb. transitoires.

CASSEL. — Deux cas d'urémie post. diphtérique (Arch. für. Kind. XI Centralblatt, n° 49, 1889).

CAUSSADE. — Th. Paris, 1890.

COLLET. — Précis Path. int.

COMBY. — Traité des maladies de l'enfance. — Complications de la varicelle (Rev. des mal. de l'enfance, 1887).

DENUCÉ. — Th. Bordeaux, 1885-1886, n° 11.

DLUSKI. — Thèse Paris.

FILATOW. — Traité des maladies des enfants.

FILATOW. — Revue des maladies de l'enf., 1887. — Causes de la néphrite scarlatineuse.

GAGNÉ. — Th. Paris, 1892.

GILLES. — Th. Paris, 1886, n° 262.

GOODHART. — Traité des maladies des enfants.

GRASSAUD. — Thèse Montpellier, 1892.

HENOCH. — The Lancet, 1889, june 29.

HOCK. —Syphilis héréditaire et albuminurie (Semaine médicale, 1894, p. 495).

ISCONESCO. — Thèse Paris, 1888, n° 42.

JACUBOWITH. — Urémie dans la néphrite scarlatineuse (Rev. des mal. de l'enfance, 1887).

JACCOUD. — Pathologie.

LEROUX. — Revue de médecine, 1883.

LE GENDRE. — Les album. et les néphrites chez les enfants (Semaine médicale, 1895).

MASSALONGO. — Semaine médicale, 1896.

PICOT ET D'ESPICE. — Maladies des enfants.

RIVOIRE (Mme). — Thèse Montpellier.

SINÈGRE. — Les néphrites chroniques primitives chez l'enfant (Thèse Montpellier, 1893).

STANLEY M. RENDAL. — Th. Paris.

TALAMON ET LÉCORCHÉ.— Albuminurie et mal de Bright. Paris, 1888.

TROUSSEAU. — Leçons cliniques.

VIGNEROT. — Thèse Paris.

ZAMFIRESCO. — Thèse Paris, 1898.

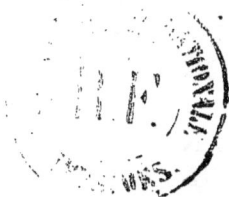

TABLE DES OBSERVATIONS

I. VIGNEROT. — Scarlatine et néphrite chronique.

I (b). BAUMEL. — *Albuminurie chronique. Scarlatine.*

II. ASHBY. — Scarlatine et néphrite.

III. BAUMEL. — *Rougeole, varicelle, scarlatine, albuminurie tardive.*

IV. TALAMON ET LÉCORCHÉ. — Scarlatine. Mal de Bright.

V. ROBERTS. — Scarlatine. Mal de Bright sans albuminurie·

VI. HENOCH. — — —

VII°. SINÈGRE. — Rougeole. Néphrite chronique.

VIII. DLUSKI. — — —

IX. TALAMON et LÉCORCHÉ. — Diphtérie. Néphrite chronique.

X. PERSONNELLE. — *Amygdalite aiguë. Bronchite aiguë généralisée. Fièvre typhoïde. Albuminurie.*

XI. BAUMEL. — *Fièvre typhoïde. Albuminurie.*

XII. GUINON. — — —

XIII. PERSONNELLE. — *Paludisme. Néphrite.*

XIV.
XV. } CLEMENTE FERREIRA. — Paludisme et albuminurie.
XVI.

XVII. ROSENSTEIN. — Paludisme et albuminurie.

XVIII. VIGNEROT. — Paludisme. Grippe. Purpura. Albuminurie.

XIX. JOFFROY. — Oreillons. Paralysie. Albuminurie.

XX. LE ROY. — Oreillons bénins. Néphrite. Mort.

XXI. CRONER. — Oreillons. Albuminurie.

XXII. PERSONNELLE. — *Broncho-pneumonie. Albuminurie.*

XXIII. BAUMEL. — *Pleurésie. Albuminurie.*

XXIV. Zamfiresco. — Broncho-pneumonie. Albuminurie.
XXV. Le Gendre. — Broncho-pneumonie. Néphrite aiguë. Hématuries.
XXVI. Baumel. — *Purpura. Albuminurie.*
XXVII. Personnelle. — *Gastro-entérite aiguë. Albuminurie.*
XXVIII. Zamfiresco. — Gastro-entérite aiguë. Albuminurie.
XXIX. Zamfiresco. — Gastro-entérite chronique. Albuminurie.
XXX. Zamfiresco. — Gastro-entérite aiguë. Albuminurie.
XXXI (*a*). Baumel. — Broncho-pneumonie. Mal de Pott. Tuberculose rénale.
XXXI (*b*). Isconesco. — Néphrite scrofuleuse.
XXXII. Isconesco. —   —
XXXIII. Massalongo. — Albuminurie par syphilis congénitale rénale.
XXXIV. Talamon et Lécorché. — Syphilis héréditaire. Néphrite.
XXXV.   —   —   —
XXXVI. Henoch. — Pérityphlite avec albuminurie.
XXXVII. Henoch. — Phlegmon du bras avec albuminurie.
XXXVIII. Baumel. — *Néphrite chronique.*
XXXIX. Guibal. — *Scarlatine. Néphrite. Broncho-pneumonie.*
XL. Heuford. — Cirrhose rénale à la suite de scarlatine. Petit rein blanc.
XLI. Monnier. — *Angine diphtérique. Tuberculose cutané.*

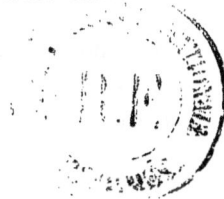

TABLE DES MATIÈRES

	Pages.
Introduction	11
Chapitre I. — Symptomatologie	17
I. — Albuminurie dans les maladies infectieuses aiguës	17
II. — Albuminurie dans les maladies infectieuses chroniques	75
III. — Albuminurie dans les infections locales.	86
Chapitre II. — Évolution ultérieure	88
Chapitre III. — Anatomie pathologique et Pathogénie	97
Chapitre IV. — Diagnostic	105
Chapitre V. — Traitement	108
Conclusions	112
Index bibliographique	113
Table des observations	115
Table des matières	117

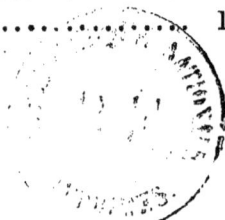

www.ingramcontent.com/pod-product-compliance
Lightning Source LLC
Chambersburg PA
CBHW030315220326

41519CB00069B/5373